21天計畫打破假性飢餓
與自責愧疚的迴圈，
鬆綁你的飲食焦慮

Why We Eat
When We're Not Hungry
and How to Stop

蕭美惠　譯

Judson Brewer

賈德森·布魯爾

The Hunger HABIT

我不餓，但我就是想吃

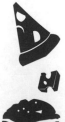

獻給賈姬、羅伯，以及
與食物關係惡劣的人

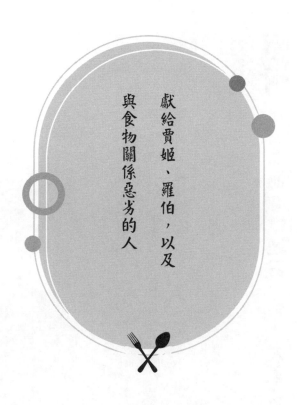

目次

第二部 用覺察打斷你的習慣迴圈：第6天至第16天

第三部　更大更好的機會：第17天至第21天

INTRODUCTION

前言

賈姬的故事

四十來歲的賈姬是個愛狗人士，也是瑜伽與正念老師，而她總覺得自己像個騙子。她在課堂上帶領學員學習接受與平靜，她自己卻隱瞞著一個事實——她的內心一點也不平靜。在她平靜的外表下，她一直在對抗著一種有毒循環：她爲了麻木自己的羞恥感而偷吃東西，因而更加愧疚。她害怕的是自己不但會打輸這場戰役，甚至會輸掉整場戰爭——跟自己的戰爭。

賈姬與食物的複雜關係可以回溯自她有記憶以來。孩童時期，她吃東西很慢又挑食，父母爲了她好，總是鼓勵她吃多一點、吃快一點，她想讓父母高興，便努力提升吃東西的速度與食量。等到青春期，賈姬的身體曲線開始出落得像是搖滾明星紅粉佳人（Pink）。當她看著鏡子，她的心情卻不像個搖滾明星，反而變得沮喪。她不想要曲線或肌肉；她想要弱不禁風、出塵脫俗，像是女星葛妮絲．派特洛（Gwyneth Paltrow），而不是紅粉佳人。賈姬並沒有過重，但就和許多青少女一樣，在「什麼都比不上骨感來得美味」的超模凱特．摩絲（Kate Moss）等纖瘦名人的圖像轟炸下，她覺得**如果可以**再瘦一點，她的人生就會更快樂。爲了達成目標，她開始限制自己飲食的分量和種類。和朋友外出時，她不再點薯條配汽水，而是沙拉配清水。她在小心翼翼選擇食物之下確實變瘦了，卻似乎沒有更快樂。

青少女時期，賈姬跟愛麗絲成了形影不離的密友。愛麗絲有位家人剛過世不久，正處於憂鬱的時期，賈姬感同身受，畢竟她一直都不怎麼快樂。兩人發現她們可以用食物來麻痺一些悲傷情緒——大量的食物，狼吞虎嚥地吃光。她們開始暴飲暴食，用巧克力、蛋糕和薯條來壓抑負面情緒——正是賈姬追求纖瘦身材之下極力避免的各種食物。由於暴飲暴食無法解決所有問題，賈姬和愛麗絲也開始吸菸喝酒。

再長大一些後，賈姬重新減少食量，想要維持她所認爲的正常體重。沒多久，節制飲食便成爲全天候的執著。她每天每時每刻滿腦子想著的都是食物，尤其是自己不許吃的東西，這些擾人的念頭彷彿綁架了她的腦袋。她必須在自己崩潰之前奪回控制權，於是加倍節制飲食，她對這件事很拿手，可以一整年都遵守嚴格飲食控制，只有在聖誕節期間才會破功，報復性地狂吃。

這種極端的限制飲食奏效了——算是吧。賈姬保持著苗條身材，控制著飲食讓她感覺也掌控了自己的人生，這個狀況一直持續到她三十歲戒菸的時候。沒有了尼古丁作爲興奮劑與食慾抑制劑，身高一五七公分左右的她增加了至少十八公斤，失敗感如浪潮般湧來。

家人與朋友沒幫上忙，她逮到他們在以爲她沒注意時指指點點，她敢發誓他們在背後說她壞話。有時候他們甚至懶得掩飾，在一個賈姬正好特別辛苦的日子，他們家的一名友人用手指戳她的肚子說：「哇，看看你長了多少肉。」這個殘酷的世界全然沒有顧念到賈姬多麼自以爲恥，有時她覺得自己完全是個沒用的廢物。

賈姬沒辦法再這樣下去了。等到三十五歲，她的節食／暴食／節食循環由一年縮短到數月，再到數週及每天。星期一早晨是節食期，她精心計算熱量、管理飲食，但是到了下午三點鐘，一切都拋諸腦後。她會囫圇吞下手邊找得到的任何東西——甜甜圈、洋芋片、外帶中餐——隔天又從頭開始。節食無可避免地造成暴食，然後是自我批判。儘管她對體重感到難過，更難過的是她竟然讓自己如此失控。暴食變成她逃避這些糟糕情緒的唯一方法，卽便只是一下子。

夜晚暴食之後，她會滿懷罪惡感地醒來。她躺在床上問伴侶：「我到底是怎麼了？」她自覺失敗，感到狼狽不堪。更糟的是，她找不到脫離這種循環的方法。

賈姬在她與飮食的關係間備受折磨，而她絕不孤單。

身爲精神科醫師，我所看見的每一名病患與食物關係惡劣的方式都各不相同。許多患者與自己身體失聯到絕望的程度，根本無法分辨自己是餓了或者只是想吃東西來發洩情緒。一些人來找我看診，是因爲他們再怎麼努力，都無法抗拒吃下「壞」食物。有些人則是一旦咬下第一口，就再也停不下嘴。不只一人來找我，是因爲迫切需要控制他們的「盲目飲食」(mindless eating)。我看過有人微管理自己送進嘴裡的每一口食物，在上午十一點整準確算出七顆杏仁，爲自己的羽衣甘藍沙拉秤重，絕對不碰糖分……等到晚上七點，他們撕開一大袋洋芋片，吃個精光。許多人對於食物的念頭排擠了幾乎其他所有事情，以至於難以注意到、更別說是享受生活中的其他種種事物。爲了因應這種情況，我的一些病人嘗試給自己實施嚴格規定——無油、無鹽、無糖、無速食——卻徒然發現他們給自己打造了一座牢籠，把自己鎖在一座**食物**牢獄裡。

儘管細節各不相同，這些病患都有一個共同點——他們不喜歡自己。事實上，他們**討厭**自己。他們苦於各種負面情緒，包括挫折感、罪惡感、氣惱、絕望、厭惡和自我憎恨。

眼見我的患者如此痛苦令我感到痛心。在典型飲食建議中，他們的問題似乎很簡單就能解決：減少熱量攝取。然而，有的病患一週又一週走進我的診間，拿著他們勤快記錄的飲食與運動日誌，依舊心情悲慘。現實是，對大多數人而言，再怎麼計算熱量都不能改變什麼。

在醫學院，我學到良好飲食與「體重管理」不過是「攝取多少熱量，消耗多少熱量」的問題。我只需要跟我的病人說，假如他們與食物的關係不好，就多吃點沙拉、不碰蛋糕，同時多多運動，看吧！他們的體重就下降了。我的一位醫學院教授實事求是地講著，彷彿那是一條牛頓運動定律；遵循方程式，便會得出既定結果。我的患者不需要榨汁機或精心的飲食計畫，他們甚至不需要我，他們需要的是計算機。

但是，現實的生活卻不是那麼單純。

開始執業當精神科醫師之後，我無法一眼看出是什麼事情讓病患感到如此惶恐。我看到人們因爲吃東西所陷入的極度痛苦，跟其他成癮的患者同樣揪心、破壞力強大，像是海洛因、賭博、性愛或酒精。當然，與喝酒或抽菸等選擇性行爲（至少一開始）的差別在於，吃東西是人類生存所必需。處理飲食問題應該要有更好的辦法。

我做了身爲專業研究者該做的事：我調查問題。首先我仔細檢視那些改變人們飲食習慣的標準方法。限制熱量、低醣飲食、生酮飲食——無論何種飲食或潮流或營養師建議，大致上都有一個共同點：**你應該**。幾乎每項建議都回歸到我在醫學院學到的那套說法：你**應該**減少攝取熱量，你**應該**吃更健康的食物，你**應該**更常運動。我明白了一點：我的病人早就知道他們**應該**做什麼，但他們就是做不到，結果又因爲無法遵從醫師囑咐而愧疚。是什麼讓他們無法做到他們自知應該做的事？

此時，我得到一項領悟（我從患者身上學到的許多事情的第一件）：我的許多患者不只是對於自己吃東西感到不開心。他們不開心是因爲問題似乎是他們自找的。他們充滿羞愧，自責不已。以焦慮的患者而言，人們焦慮的時候，他們感覺這是**發生在**他們身上的事。吃東西卻不一樣；我們感覺吃東西是我們**自己做**的事，不健康的飲食習慣是我們咎由自取。當我們焦慮時，會爲自己感到難過，但我們卻爲了惡劣的食物關係而責怪自己（而且許多人並不會因爲這種自我批判而停止吃東西）。在某些案例中，人們產生不健康的飲食模式之後，會顯現在自己身體上，使得問題雪上加霜。在這個讚頌苗條與自制的世界，多出幾公斤的人自覺身上掛了塊廣告板，公開宣示他們既不纖細也無法自制。廣告板上寫著：「來罵我吧：我一定是懶惰又缺乏自制力。」這種社會批判幾乎適用於啟動飲食習慣迴圈的所有事物，從基因、創傷到加工食品——請注意此處的諷刺性——到社會批判說我們缺少了什麼、應該買些什麼，或者應該要這樣那樣做，我們才會快樂。

如果你也想要改善與食物的關係，我猜你早已知道該做些什麼。和我的患者一樣，你多半也因爲沒有去做或做不到而自覺失敗。

這不是你的錯，你沒有失敗。你不是無可救藥、軟弱，或任何你在又吃了一口你知道「不應該」吃的東西時罵自己的話。錯不在你，這沒有什麼需要感到愧疚或羞恥的。

失敗的是我們所打造的系統，它辜負了你，因為它強調錯誤的事情——意志力、節制、自我控制——卻無法解決問題的真正根源：無益的習慣。

錯不在你，而在你的習慣

一項與飲食無關的研究令我茅塞頓開，揭示了習慣才是我們飲食問題的巨大根源。

我除了是精神科醫師，同時也是神經科學家，我花了數十年研究我們如何及為何形成習慣，以及我們該怎麼做才得以破除習慣。在二〇〇〇年代初，我設計了一套戒菸的正念覺察（mindfulness）計畫，獲得了一些令人驚奇的結果。在我的實驗室的一項臨床實驗中，使用此計畫戒菸成功的人，是使用被視為「黃金標準」之認知治療法的五倍。

當然，我們對這項結果喜出望外，但也有些困惑，因為我們在研究當中得出另一項意外的發現。一些先導測試者回報，在抽菸習慣之外，他們的飲食習慣也改變了。傳統觀念認為他們的體重會增加，就和賈姬一樣，源於正餐之外進食的增加（要記得，尼古丁是一種食慾抑制劑）。戒菸的人一般會增重四．五至六．八公斤，因爲如今當他們焦慮、無聊或不安而想點菸時，只能改去廚房覓食。可是，這些測試者並沒有增胖，他們反而**減重**了，而這發生在一項**戒菸計畫**中。如此看來，他們用以戒除菸癮的措施也能幫助他們抑制吃東西的衝動。

我大量搜索有關飲食習慣的科學研究，想要了解這到底是怎麼一回事，最後，我們發現關鍵在於給予人們去改變習慣的自主力量。他們並沒有強迫自己不要在正餐間吃零食或避免特定食物。**他們改變了自己與食物和飲食的關係**，這可是大新聞。經過數十年的研究，如今我們終於知道重設大腦以換掉舊習慣、養成新習慣的具體方法。

假如食物相關問題可以歸因於習慣性的行爲，那就意味著如果可以將這些方法應用在我的患者的習慣上，他們便能改變飲食方式，進而扭轉他們的自我感受。

我們可以運用神經科學原理來教導人們心智是如何運作的，並在過程中與他們的心智合作，去克服長期以來的習慣性飲食模式——包括因無聊而吃東西與暴食。人們可以學習重設大腦以改變自己與食物的關係，而且這可能會是永久的改變。打破習慣，打破循環。當我們學習與自己和平相處，戰爭自然就會消弭。

這實在令人熱血沸騰。

我和團隊著手設計一項計畫，帶領人們進行改變飲食習慣的程序。我們開發了一項app計畫，經由一個名爲「當下就吃對」（Eat Right Now）的線上社群提供改變習慣的基礎訓練，並開始進行測試。我們得到的成果相當鼓舞人心，這項計畫和我們的戒菸實驗有一樣的成效。在加州大學舊金山分校的艾許莉·馬森（Ashley Mason）博士主持的一項研究中，參與者的渴望性飲食減少了四〇％。[1]這項理論看來是成立的。無論是暴食、情緒性進食、盲目飲食、自動化進食或是過度進食，將這些行爲視爲無益習慣來處理，可以幫助他們跳脫循環。

此外，改變的不只是人們的飲食行爲而已，這項計畫也更爲深遠地改變了人們的感受——不僅是飲食方面，更在於他們是如何看待自己。數十年來感覺自己被飲食所控制的人們，不再爲了要吃得健康而苦苦掙扎。相較於極力避免禁忌的食物，他們如今可以在適量進食後停下來。如同一名患者所說：「我感覺自己重獲新生。」他們改變了與食物之間的關係，終結了與自己之間的戰爭。

習慣上的改變固然可喜，但我的患者在自我感受上的轉變，才是讓我深覺必須寫下這本書的主要原因。有的患者不再暴食。有的人減輕了體重，從而改善了身體健康。還有些人則放下了無益且限制重重的飲食模式，那種模式曾讓他們深深受苦。最重要的是，使用這項計畫的人重拾了力量，不再覺得無望，自我厭惡也換成了自我疼惜（self-compassion）。他們不只是更有控制權，他們還變得更快樂。

鬆綁你的飲食習慣

在本書中，我將會分享我過去二十年來研究習慣改變的一切心得，向你說明如何放棄無益的習慣，並建立有益的習慣。你或許注意到，我沒有用「壞習慣」這種說詞。我不贊成「好／壞」的說法，因爲那會讓我們因爲大腦在基本生存層面上所做的事而稱讚或指責自己。因此，我要請你做出的第一項改變就是拋棄「好／壞」的用詞，改用「有益／無益」的說法。

本書的目標不是減重——除非這是你想要的。你將會看到，本書的計畫是設計用來讓你逃出食物監獄，並控制自己的飲食，而不是被飲食所控制。最重要的是，這種方法不需要精疲力竭、徒勞無功地用意志力克服習慣。這聽起來或許不可思議，但在你明白大腦是如何運作之後，便會明白如何與大腦合作以改變飲食模式，讓「控制」這個字眼變得過時且不值一提。

利用改變習慣的科學及正念練習二者的強大結合，你將學會運用大腦來修復你跟自己的關係。你將走上通往自我疼惜的道路，進而幫助自己打破情緒性進食與愧疚的循環。如果你單純只是想要脫離一些根深柢固的飲食習慣，我們也可以幫助你辦到。

關於本書

在前三章，我們將探討大腦如何形成習慣；爲什麼人總是積習難改；以及你需要具備哪些大腦知識才能邁向成功。之後的章節，我將一步步帶你了解「21天挑戰」——這項計畫將幫助你鬆綁飲食習慣，其原理就是與健康飲食背後的強大器官「大腦」合作，而非與之對抗。（每當我的患者或計畫參與者滿懷喜悅地說著他們如何更輕鬆地與大腦合作，我總會不禁嘴角上揚。）我在研究中發現，行爲改變是用一種驚人的方式持續進展，於是我將這項挑戰分成三部分：（一）找出飲食習慣模式；（二）使用覺察（而不是意志力）去打斷模式；（三）運用大腦的力量跨出舊習慣，進入能滋潤我們身心的新習慣。

我會提供你經科學驗證的方法，以形成實踐正念飲食與直覺飲食所需的新習慣——你將明白覺察是一項極其強大的工具。我所說的**經科學驗證**，可不只是我去閱讀別人的研究或報告，然後在本書做出總結而已；我指的是在我的實驗室中實際驗證的科學。這一路上，你也許會發現當你不再執著於食物，便能更加活在當下，更能沉浸於生活的每一刻。至於說到**不適合**本書的人，如果你有嚴重的限制性飲食失調問題，例如厭食症或暴食症，很抱歉本書並不適合你。請和你的醫師或心理健康醫生合作，那才是協助你的最佳方法。*

在整本書中，我將從我的診所、實驗室研究以及「當下就吃對」計畫的使用者等地方擷取例子，以強調我已驗證的科學方法。（不要擔心，我沒有要跟你推銷這個app。這本書已經有你所需要的一切。）

♥ ♡ ♥

吃東西可以是自我照顧與健康的來源，也可以是與人建立起關係的場合，但絕不是一場能決定你的人格的全民公投。本書只有一個目標：幫助你改變你與飲食的關係。到最後，你會明白自己的意識是如何運作，也能加以活用。你將重新與自己身體產生聯繫，讓你得以傾聽身體裡的浩瀚智慧。你將不再被食物主宰，能夠擁有空間好好過自己的人生。終結戰爭，開啟和平。

我們開始吧。

* https://www.nationaleatingdisorders.org 提供很有幫助的資源。

第1章 我們怎麼會陷入這種混亂？

我們甚至不知道自己餓不餓

某個星期四下午五點鐘，我站在一塊白板前面，一群女士坐在呈半圓形排列的椅子上。她們每個人都爲暴食所苦，因此來到我的診所。

當時我才剛結束住院醫師訓練，腦袋裡裝滿在那段時期學到的許多有關飲食失調的知識，包括這種病症與成癮有何雷同之處，希望能藉此幫助這些暴食症（Binge Eating Disorder）患者。她們個個發言都條理清晰，但我卻感覺像是在跟不同星球的人講話。

我從來不曾爲了體重煩惱，所以一生都沒有食物相關問題。我從不曾因爲肥胖被嘲笑。身爲男性，我不必每天面對社會施加在女性外貌上的汙名或「常規」。大致上，我餓了就吃，飽了就不吃。少數例外之一是我有愛嚼蟲蟲軟糖的小問題（然後，老實說，我偶而也會大吃半加侖冰淇淋），我會在第九章再詳談這件事。

對於患者正苦苦掙扎的問題，我可謂完全摸不著頭緒，我無法從她們的觀點看世界。於是我請她們協助我，讓我有辦法設身處地。從吃下第一口之前開始。我請她們詳細爲我說明，是什麼在催促她們吃東西？她們的渴望是什麼感覺？她們在什麼時間吃東西？

一時之間她們同時開口，描述起導致暴食的不同時間點和觸發點。她們談到一天中的某個時間、不同的情緒和各種人。她們講述那些渴望與衝動——我會在本書中交替使用這兩個詞，用來描述驅使人們去做某件事的不安動力——將她們推入或拉進廚房去找些什麼來撫慰她們的不適，無論是安撫某種情緒，或者只是想要讓某種渴望消失。我拿起白板筆，以最快速度於白板上寫下我在合唱般的聲音中擷取到的話語。

這次也一樣，我理解她們說的每句話，卻還是搞不太懂。她們談到的人、地、事都是暴食與成癮之間的雷同之處，但沒有人提到眞正的飢餓。這就好比她們漏掉烘焙蛋糕的關鍵步驟，直接從食材清單跳到從烤箱拿出蛋糕。

我請她們停下來。她們開始輪流發言之後，有一句話特別吸引我的注意：「當我感到一種渴望時就會吃東西。」

我腦袋裡閃過一絲新的領悟。

我提出另一個問題：「你們餓的時候，會感覺到什麼樣的渴望？」

一名女士滿臉疑惑地說：「我不知道啊。我渴望吃東西的時候就會吃。」

「可是，你怎麼知道你什麼時候是眞的餓了？」

這個問題讓她和所有人沉默下來。

我問她們：「你們怎麼分辨是因爲餓了才有吃東西的衝動，還是因爲別的事情？」

現場更是一片鴉雀無聲。答案是她們無法分辨。飢餓？生氣？寂寞？疲累？無聊？悲傷？不安？激動？這些都有一個共同點——它們都會造成渴望。而那股渴望催促她們去吃東西。不用懷疑，這些渴望跟她們肚子餓不餓完全沒關係。這就像是連接大腦與胃部的線路跟情緒線路錯配在一起了。更糟的是，她們大多數時間都是處於身體與大腦失聯的狀態。

我過去認爲，我們最基本的生存機制——飢餓，是如此堅固、淸楚、**明顯**，我們一旦感到飢餓便立刻會知道。我錯得太離譜了。飢餓可能被染上其他色彩、變形、轉移、僞裝，甚至與其他渴望融合。長時間因節食與限制飲食而忽視眞正生理飢餓的人，大腦與身體之間的失聯尤其嚴重。來自不同空間與場所的渴望全部匯集在一處：吃東西的衝動。我可以區分飢餓與壓力，並不代表全世界其他人也可以。

我的大腦炸裂了。

也就是那重大一刻的靈光乍現，永遠改變了我對吃東西的看法，引領我走上這條研究之路，而我在實驗室得到的發現，甚至改變了我對焦慮與憂鬱等常見臨床問題的治療方式。

我的診所患者——以及飲食模式不健康的所有人——都需要設法打破習慣迴圈，重新學習如何關注自己的大腦與身體，將混亂的神經突觸重新配線。好消息是我碰巧正在研究如何運用增強式學習的力量，幫助人們克服成癮行爲。我設計了一些計畫，幫助人們利用上述那幾位女士正需要培養與開發的東西：覺察（awareness）與自我疼惜（self-kindness）。

崔西的故事

我在二〇一三年結識崔西，二十幾歲的她正在耶魯讀研究所，以取得公共衛生碩士學位。她參加了我在校園裡主持的一個週一晚間冥想團體，有一天晚上，她在冥想團體時間結束後留了下來，等到大家離開之後，她告訴我每週冥想對她的生活有了重大影響，她想要多學習一點，我同意收她爲學員。當我和學員上課時，通常會從他們生活裡的困境著手，請他們找出正在折磨自己的可能問題。他們可以將這種資訊當成原料，以了解自己的心思是如何運作，藉此學會如何更好地處理這些問題。

崔西有焦慮問題，但她原本甚至不知道。

崔西開始探索，很快便在吃東西行爲與繁重課業之間找出某種連結，她注意到自己得依賴胡蘿蔔才能學習統計課程。算是吧。她說：「我不擅長數字，統計課是研究所中對我來說最困難的課。」壓力與焦慮導致她在寫生物統計學作業時要「嚼食胡蘿蔔或任何脆脆的東西」。

老實說，對於煩惱著「我得吃胡蘿蔔而不吃蛋糕」與「攝取熱量，消耗熱量」的人來說，嚼胡蘿蔔很像是無病呻吟的問題，他們但願能夠養成嚼胡蘿蔔的習慣就好了！我在這裡講起崔西的故事，是因為嚼食本身才是問題。我們吃東西的方式比吃了什麼更為重要。如果我們不去了解及面對上游問題，便永遠都得耗費數不盡的心力在下游，最後變得心灰意冷，不明白為何所有努力都無法展現持久的成果。

重點不是胡蘿蔔，也不是飢餓。她只是體內充滿「焦慮能量」，必須去嚼食什麼東西。她亦注意到，她必須重複嚼食東西的過程，才能在做功課時安撫自己。她需要可以輕易伸手取得及嚼食，且不讓整個過程占用正在讀書的大腦空間。她在學習探索自己的飲食體驗時，有了一個重大發現。她後來說：「這是我生來頭一次明白，我有焦慮的毛病。」她原本沒有把焦慮和咬胡蘿蔔聯想在一起，她就只是會在做功課時咯吱咯吱地咬胡蘿蔔。

這項領悟開始轉變她與焦慮及食物的關係。正如同有著暴食問題的患者，崔西並不是因為餓了才吃，她是在餵養一種情緒。

這項演化上的小插曲有多重大呢？

當我們將自己的演化生存引擎連上情緒火車，火車便會迅速累積蒸汽與動能，直到失控。在坐立難安之下，我們覺得有一股磁力在半夜把我們拉進廚房找東西吃。我們甚至不知道自己餓不餓（通常是不餓），只知道我們需要**來點什麼**。我們在茶水間大口吞下餅乾，不是因爲肚子咕嚕咕嚕叫，而是我們害怕被裁員。想到搞消失的曖昧對象，我們又舀起一杓冰淇淋，因爲什麼都比不上班傑利（Ben & Jerry's）與哈根達斯（Häagen-Dazs）更能療癒被拒絕的心情，至少能暫時忘卻。

餓鬼

後來，在我們上課時，崔西告訴我另一個深具啟發性的故事。開始嘗試改變自己吃東西的習慣之後，她摸索出了她的自我照顧模式。她告訴我，當她爲某件事情煩心時，便會犒賞自己。犒賞的形式通常是充滿碳水化合物或糖分的食物，像是餅乾或糕點，她一直想要轉移到比較健康的選項（胡蘿蔔不被列爲自我照顧的項目）。有一天下午，她感到焦慮時，買了一些黑莓來犒賞自己。

你或許會想說，**好極了！她改吃健康的東西了**！這不過是「第一世界」的飲食問題罷了。但現在，請注意接下來的情況。她買了黑莓以後，坐到店內的咖啡座，然後……飛快地「狼吞虎嚥」。

她跟我說，她也想好好享用，但仍有一股難以言喻的急迫感讓她狼吞虎嚥，快到她的「規畫腦」來不及知道她已經吃飽了。她內心的某種感覺以爲急速吃掉一大盒黑莓會讓她心情變好。

黑莓**確實**很好吃，可惜的是，她沒有從空空的盒底找到自己想要的東西。吞下一整盒黑莓也無法滿足她內心深處的某樣東西。她反思道：「快速吃完一整盒黑莓並沒有滿足那種情緒。」她說她還是會想要塡補某個空洞，想要緩解某種不安。

我從來沒有吞掉一大盒黑莓的經驗，但我可以理解崔西講的那個空洞，它極爲常見，你可以看出這是我們大腦的生存機制中一種多麼不幸的衍生物。大腦線路原本是要讓我們餓的時候吃，飽了就停下，如今卻跟安撫情緒的動作混在一起。諷刺的是，每當我們爲了情緒理由吃東西——這種理由稱爲愉悅感飢餓（hedonic hunger）——便等於把那個空洞愈挖愈深。

早在現代科學與神經科學出現的數千年之前，這種無底洞便已經被人指認出來。我還記得第一次聽到佛學老師說明餓鬼的形象。

想像一隻鬼，其大小正常的嘴巴（無論鬼的正常嘴巴有多大）連接著一條又長又窄的食道，將食物送到巨大無比的胃。不管它吃得有多快，都不可能塡飽肚子，因此，餓鬼從來沒有飽足感。

每當我們因爲情緒、無聊或任何不是眞正飢餓的情況而吃東西，我們便成爲了餓鬼。我們眞正的胃並未感到空虛，因爲我們在當下不需要食物。但我們試圖用食物吞下情緒，所以我們才想吃東西。此外，由於我們是在餵養一種渴望，而不是滿足需求，所以我們永遠無法塡補那種空虛。用崔西的話來說：「我的問題此刻無法解決，因爲我在吃東西。」

「當下就吃對」社群的一名成員最近發文說道：「攝取糖分掩埋了造成攝取衝動的各種想法／情感／不悅的身體感官……太多的後悔、憤慨、羞愧。立即獎勵讓人逃避那些情緒並轉移到下一項活動，卻沒有解決任何問題。眞正的壞處就在這裡，外加健康隱憂，外加後悔與自我憎恨的循環。」

這類情緒性進食，比如崔西在讀書時嚼胡蘿蔔或是快速吃下黑莓直到超過飽足極限，跟我們大腦與身體合作協助我們生存的演化機制**正好相反**。我們的大腦撤銷了身體信號，以至於我們會持續嚼啊咬啊，直到難以分辨何時才是眞的餓、什麼樣的感覺才是眞的餓了。

可惜，光是意識到我們有情緒性進食的情況，並沒有辦法神奇地讓我們強大到足以停止這種行爲。我們弱小的前額葉皮質主宰著自我控制，卻無力對抗生存腦這個彪形大漢。凡是遵循我在醫學院學到的「攝取熱量，消耗熱量」公式來強迫自己停止情緒性進食習慣的人，都知道這點。

你拿起洋芋片，食品業就賺錢了

雪上加霜的是，破壞我們選擇良好生存食物能力的不只有我們的大腦。食物在各方面被加以改造，好讓我們禁不起樂事（Lay's）洋芋片老廣告詞的挑戰：「賭你忍不住一口接一口！」（Betcha can't eat just one!）（趣味冷知識：樂事於一九六三年發表這句宣傳語，正好是美國減重公司慧優體〔Weight Watchers〕創立的同一年。）食品業極力操縱食物，好讓他們贏得那句賭注，而且他們的確很擅長改造食物，好讓莊家，也就是他們自己，永遠賭贏。《紐約時報》調查報導記者麥可．摩斯（Michael Moss）寫過一篇標題爲〈成癮性垃圾食物的神奇科學〉（The Extraordinary Science of Addictive Junk Food）的報導，揭露食品業令人目瞪口呆的手法。[2]這篇報導的封面圖片是一張多力多滋玉米片（Doritos）的照片，上頭橫寫著一則公式：

$$\frac{\text{鹽分} + \text{脂肪}^2}{\text{令人滿足的酥脆}} \times \text{愉悅的口感} = \text{讓人上癮的食物}$$

我喜歡這幀圖片，理由有數個，其中之一如同諷刺性期刊《洋蔥》（*The Onion*）

的一句標題：「多力多滋歡慶第一百萬種成分」（Doritos Celebrates One Millionth Ingredient）。[3]《洋蔥》在「報導」中指出，「新成分——鳥苷酸二鈉，不僅身爲額外添加的乳化劑，亦能使多力多滋的濃郁風味更加濃郁。」

抛開諷刺不談，精製糖與過度進食都可能導致健康上的不良影響，例如糖尿病與肥胖症。肥胖症現在已奪得一項不光彩的榮譽，緊追著吸菸成爲美國最可預防的死因。* 我們祖先仰望夜空以預測未來時，他們不可能由星象看出，化學改造的食品將導致糖尿病與肥胖症等現代疫病。他們也絕不可能看到，今日全球的企業投注數百億美元資金以製造類似食品的玩意兒，唯一目的就是讓我們吃下更多這種東西。

這整個產業斥資數百億美元設計食物，由方便性、外觀、香氣到口味，當然還有口感，爲的就是一個目的：消費。你吃得愈多，他們賺得愈多。

* 這裡必須指出，一般泛稱的科學有著曖昧性質。爲了估計死亡等原因的研究本身卽爲不完備的科學，特別是爲了區隔肥胖等單一變數（肥胖一詞雖是醫學名詞，但很傷人）。這可能導致高估肥胖直接導致死亡的程度。

摩斯的報導，以及他更加詳盡的著作《糖、脂肪、鹽：食品工業誘人上癮的三詭計》（*Salt Sugar Fat: How the Food Giants Hooked Us*），都深具啟發性。我不打算詳談，因爲你只需要知道這點：食物逐漸被設計用以致癮。食品業將食品視爲化學實驗，而不是營養的來源。由於利潤掛帥，食品業操縱我們去食用（及購買）對我們甚至一點益處都沒有的食物。例如，化學家與食品研究員發現了所謂的「極樂點」（bliss point），亦卽鹽、糖和脂肪的最適平衡，能讓我們大腦迸發欲望狂潮。食品業亦發現，訴求便利與自主感讓吃零食更易形成習慣。有人還記得讓孩子自行組裝餐點的「方便午餐盒」（Lunchable）嗎？沒錯，我的大學學生回想起他們小時候超愛這玩意兒，卽使沒有很好吃。現在，他們知道爲什麼了。

便利、食物加工業與情緒加總起來，讓我們非常容易陷入差勁的飲食習慣，然後，我們的大腦發言了：「**對啊，這有效耶。我們繼續這項策略吧。**」這使得我們要去嘗試（甚至光是想像嘗試）其他東西變得**難如登天**。

在我的診所裡坐成半圓形的患者們，凸顯出一項如今已成爲萬年難解的問題，亦卽社會向我們推銷憂慮的「解決方案」：吃下你的情緒。吃東西可以讓我們分心，在我們心情低落或難受時給予我們短暫撫慰，但是，利用這些生存機制會在日後給我們惹來麻煩。食物／情緒的線路愈是糾纏不清，這種行為愈是可能成為習慣。我們沒有去解開這種糾結，反而責怪自己，進而引發羞愧與罪惡感，以為是我們自己有什麼毛病。不要擔心，我們**有辦法**脫離這種混亂，首先就由學習我們大腦的運作開始。

第2章

飲食習慣是如何形成的

傑克初訪我的精神科診所時，給我的印象是那種你會希望他在飛機上坐你旁邊的人——溫文儒雅，但不會過度親切。我和患者第一次會診時，通常會用讓人感受到歡迎和真誠的方式來開場；當時還是新冠疫情期間，所以我們進行線上諮商。在視訊畫面中盡可能安頓好後，我問道：「我能幫上什麼忙？」他停頓了一下，有些侷促不安地說他為了飲食而煩惱。

我心想：「**好的，這個情況有百萬種可能性**。」人們通常不會一開始就為了食物方面的煩惱來看精神科。我努力不要妄下結論，不去臆測他的煩惱或他以前如何處理，而是請他繼續說下去。

傑克說起他與玉米堅果（Corn Nuts）的關係。玉米堅果的製作過程，是將完整的玉米粒泡水三天再烘烤或油炸，然後灑上鹽巴，**大量**的鹽巴。這種美味的點心發源於美國國境之南，在秘魯稱爲「cancha」，在厄瓜多稱爲「chulpi」。[4-5] 在美國，你可以在加油站、便利商店和雜貨店零食架上找到塑膠袋包裝的玉米堅果。

傑克與這種鹹零嘴的關係要回溯到很久以前——他從十歲便開始吃了。現在他已經六十歲，他跟我說他「一次大約吃一百粒」玉米堅果，那或許有點浮誇，但他是要說他並不是一次只吃幾粒而已。如果你曾經吃過玉米堅果，你可能會尋思「他是怎麼**辦到**的？」，玉米堅果**非常**鹹。即使我一次只吃幾把，也得配三公升以上的水才能吞下去。雖然我懷疑傑克誇大其辭，但爲了破除醫師總是打斷病人說話的刻板印象，我閉緊嘴巴，繼續聽下去。我可以感覺到，他正要說出重要的事。

「我會自動化進食，」他宣稱，「我就是把食物吞進去而已，我沒有去思考或感受。我就只是做著這件事。」傑克接著提到他是怎麼吃義大利麵：「假設這裡有一盤義大利麵，我就會把它吃掉。」

傑克似乎跟我診所的暴食症患者有著類似的大腦—身體失聯問題，但他不是暴食，而是自動化進食。

「所以，義大利麵有股引力？」我追問，以確定我有眞正理解。

「義大利麵和冰淇淋，還有貝果之類的。我會走進貝果店，吃一個，回家路上再吃兩個。加起來就吃了很多貝果。然後我會覺得不舒服，但是（隔天）又會去店裡，再次做同樣的事。」

這挺耐人尋味。我開始明白他爲何來找我了，我問他是何時發現自己有這種吃法。他說感覺憂鬱、焦慮或壓力時便吃東西，然後停頓一秒又補充說：「事實上，我心情好的時候也吃。」在涵蓋幾乎所有非飢餓型飲食之後，他總結道：「我有一股衝動，而食物能夠滿足衝動，所以我就吃。」

傑克和我診所的暴食症患者一樣，無法控制自己吃的東西，而這已影響他的身心健康。他不想要吃下成堆的玉米堅果，但他情不自禁。他的大腦命令他這麼做。這是怎麼一回事？

生存腦與規畫腦

如同每一隻有大腦的野獸，我們有一個主要目標：生存。我們最古老且深沉的神經系統，其設計目的是爲了讓我們生存下來，並得以繁殖。我們大腦的這個古老部分包括了負責非理性但具關鍵功能的系統，例如呼吸、調節體溫，當然還有吃東西與不被吃掉。這些都是立即的需求。如果我們正被劍齒虎追逐，我們需要在當下就做出反應，而不是坐下來衡量選項、比較可能結果，而後才決定**快跑**！我稱這部分的大腦爲**生存腦**(survival brain)。

關於食物，我們的生存腦有一個使命：讓身體活下去。以穴居人祖先來說，這意味著提供快速、容易消化之熱量的食物是首選。數十萬年來，這點一直沒有改變。你有沒有在YouTube或社群媒體上看過嬰兒第一次嚐到冰淇淋的影片？冰淇淋一碰觸舌尖，嬰兒臉上就展露「哇！」的表情，立刻搶過甜筒想要多吃一些。那個驚奇時刻觸發嬰兒大腦獎勵中心的多巴胺大量分泌，對他發出一個大聲且清楚的信號：**記住你剛才吃到的東**

西。在數秒之間，嬰兒便學到大概會跟隨他一生的東西：「我喜歡冰淇淋。」從生存腦的觀點來看，「這種容易消化的東西有著高密度且最適比例的脂肪與糖分，盡量多吃一點。不要忘了它的長相。」

記憶層面是這裡的重點：記憶是學習與規畫的關鍵。

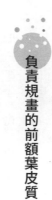

負責規畫的前額葉皮質

過去一百萬年間的某個時刻，人類在原始生存腦之上演化出新的一層，稱爲前額葉皮質（PFC），我稱之爲**規畫腦**（planning brain）。從解剖學角度來看，這個「新的」大腦區塊位在我們眼睛與前額正後方，此一新興的大腦部位從另一種角度協助我們生存。前額葉皮質是爲了創意與規畫而演化，比較不著重此時此地，而是更著重根據過往經驗去預測未來。

規畫腦使用生存腦登錄的記憶來進行預測，這稱爲預測處理（predictive processing）。預測未來可以模擬現實生活中可能發生的事情，幫助我們生存。舉例來說，當我們在選擇要去大草原的那邊或這邊找尋食物時，規畫腦會根據過去的事件來模擬可能發生的情況。如果我們曾去過某個地點，比如河邊的一棵樹，在那裡找到了莓果，而且沒有遇到老虎；然後我們又去到另一個地點，比如山丘上一塊大石頭，看到一群老虎但沒看到食物；等到第二天早上，我們醒來後肚子餓，大腦便會汲取過往的經驗來模擬前往那兩個地點的結果，並做出很簡單的選擇：河邊的樹才是該去的地點，因爲昨天我曾在那裡找到莓果且沒有遇到老虎。

擁有規畫腦讓我們得以預測一切事物，從貓咪應該長什麼模樣到蛋糕理應是什麼滋味，這可以替我們節省大量時間與精力。但規畫腦也可能引領我們誤入歧途，我們很快就會談到這點。首先，讓我們來看看傑克的飲食行爲是如何變得自動化。

正增強：我們如何學會記住覓食地點

經過數百萬年的演化，人類保留了最基本的生存機制——吃東西與不被吃掉——

因爲這些機制運作得相當良好。若說到如何引導我們的行爲，最能有效改善行爲的莫過於神經科學家暨諾貝爾獎得主艾力克・肯德爾（Eric Kandel）與其他人所稱的**增強學習**（reinforcement learning）。

增強學習有兩個相關部分：正增強與負增強。以食物來說，正增強（positive reinforcement）可以總結爲學習找尋食物來源，好讓我們在未來記得它們會在什麼地方，再回去吃更多。我們的祖先在覓食時，當他們找到一個良好的來源，他們的胃部便會發送多巴胺信號給腦部：「嘿，這是好東西。別忘記這個地點，明天你又餓了的時候可以回來。」這種學習實在太重要了，以致我們身體數個部位都會發送這些信號給大腦，好讓我們不漏接此訊息。[6]

透過正增強來學習的要素只有三個：觸發點／暗示、行爲、結果／獎勵。還記得第一次嚐到冰淇淋的嬰兒嗎？嬰兒吃到冰淇淋時，大腦記下獎勵：**超級好吃**。有了正增強，我們學會重複那些幫助我們生存的行爲。這些通常稱爲**趨向行為**（approach behaviors），因爲我們學習趨向好東西。觸發點：看見冰淇淋。行爲：吃冰淇淋。結果：美味！重複之。

現在，假裝你是傑克，或者更好的做法是假裝你是他的生存腦。他的大腦學到玉米堅果富含熱量——容易消化的碳水化合物、脂肪與鹽分所帶來的極樂點。他發展出看到玉米堅果就吃玉米堅果的習慣。自動化吃零食成爲一種習慣。

負增強：我們如何學會不被吃掉

我們的祖先大多數時間都在找食物，與記住去哪裡找食物，不過他們還有另一件要務：不要變成食物。他們透過負增強（negative reinforcement）的過程來學習這點。負增強的原理與正增強大致相同，一樣有觸發點／行爲／結果的順序，但我們學習的不是增進獎勵性（愉悅體驗）的行爲，而是學習預防懲罰性（不悅體驗）的情況。祖先們出發去探索大草原或森林的新區域時，他們不知道掠食者是否也在探索相同區域，因此格外警覺，總是在留心周遭的危險。如果聽見草叢發出沙沙聲，然後看到一頭老虎，他們就學會下次聽到沙沙聲（觸發點）便要逃跑（行爲），這樣才不會被吃掉（那當然是不悅的「懲罰」）。

這裡要來科普一下。我們學習避免不利生存的行爲，要比學習喜歡有利生存的趨向行爲來得更加快速。嘗試新食物時，如果有腐敗或苦味——危險或毒性的徵兆——我們可能在還沒有意識到之前便先吐了出來。不像品嚐巧克力或高級紅酒，我們沒有時間去品嚐可能害死我們的東西是什麼調性。比起「唔，那是橡木風味的尾韻嗎？」，「哇，氰化物眞的有股杏仁味！」更有可能是你最後的念頭，而不是寫下品味筆記。我們無法嚐出毒藥的細微風味，因爲我們忙著把它從嘴裡吐出來。至於不會害死我們的食物，我們則有時間細細品味。換言之，就吃東西來說，透過負增強的學習會比正增強來得快速。回想你上次吃到噁心東西的時候，如果眞的很難吃，你或許做了相同事情：在尚未意識到之前便吐了出來（饒過你自己吧，你無法控制這個行爲，這是你的大腦在協助你生存）。簡單來說，我們註記難吃（噁心）比註記可口（愉悅）更加快速許多。

回到傑克身上，玉米堅果是他的自動化進食習慣。那麼，負增強是否導致了他的壓力、焦慮與其他飲食習慣？

負增強如何教導我們吃下情緒

如果你曾經聽過**吃下情緒**這種說法，你或許會訝異我們感到恐懼或壓力時，身體的第一反應是停止進食。爲了盡可能讓我們保持輕盈靈敏，人類演化成讓我們無法在同一時間提供充足血液給所有器官。就像一架飛機只會承載飛到目的地所需的燃料（再多加一些以防緊急事故），一般人體只有大約五公升的血液，相當於體重的八％，其餘大多是水分（約占六〇％）、肌肉、脂肪和骨骼。

不同於飛機燃料只用於單一主要目的——保持引擎運轉——我們身體的血液則用於各種事情，包括讓胃部消化食物及輸送氧氣給肌肉。我們演化出一個精巧的系統，讓器官彼此溝通並根據我們的需求來行動。當一個器官系統缺血時，便發送信號給其他器官，將血液分流到正確方向。舉例來說，如果我們餓了，胃部便會叫肌肉把血液送過來，準備消化即將接收的食物。我們的肌肉很高興能在這類情況下休息一下，就像在商店門口掛上「十五分鐘後回來」的牌子，肌肉會收縮血管，將血液重新導向消化道。

在你飢餓時，身體樂於持續將血液供應給消化系統——除非其他器官系統發出警報，要求增加一些血液供應。

假設你目前在工作場所或學校，甚至在家，到了午飯時間，你餓了，便拿出三明治坐下來吃。輸送血液到消化道，一切順利。忽然間你聞到煙味，火災警報器響起——你的大腦注意到了。發生了什麼事？你在那一瞬間心想：**喔，完蛋，出事了**。你的肌肉發出求救信號，大腦與胃部立卽同意：「午餐結束了！」胃部關閉血管，將所有血液都送給肌肉，這幫助你起身逃跑。

那種「午餐結束了」或至少無限延期直到安全之時的感受，有個技術性名詞：**食慾喪失**（anorexia）。如果你去查字典，它的定義是「對食物缺乏或完全沒有胃口」。在這個詞後面加上**神經性**（nervosa），就成了**神經性厭食症**（anorexia nervosa），意思是「強烈執迷於減重的情緒障礙」。我談到這點是爲了強調，我們身體的設定是爲了因應壓力，會自然而然關閉飢餓信號。這是整個謎團中的一塊重要拼圖。

問題是，我們的大腦無法區分以下兩者之間的差異：眞正的生命威脅（例如逆向車道的汽車朝我們撞來）與文化上的壓力（例如老闆對我們大聲吼叫）。一旦遇到壓力源，大腦就解讀成「危險」且需要設法因應。大腦將恐懼與痛苦歸類到「不愉快」的大項目之下。恐懼令人不愉快，痛苦令人不愉快，**情緒性**痛苦也不愉快。

一位「當下就吃對」計畫的參與者以斯特，向大家分享壓力摧毀了她的食慾的體驗。她備感壓力時通常都會暴食，但這一天卻不同：「今天是壓力爆表的一天。我吃了兩顆蛋和一些南瓜籽當早餐，午餐又吃了兩顆蛋。整天其餘時間我都沒有吃東西，因為面臨巨大壓力，我的體內分泌著大量的腎上腺素。我覺得這很有趣。我想到以前會因為壓力而暴食，今天我卻吃不下東西。」她很驚訝自己突然出現缺乏食慾的正常反應，一定是這次的情況強烈到戰勝她後天學會的壓力型飲食行為。

對於看醫生一事，蜜雪兒也出現類似的反應。「今天，我去找醫生做身體檢查。我真的**很討厭**看醫生……一整個早上我都因為等等要去醫院而感到極為焦慮，吃不下早餐，喝不下茶（咖啡因絕對沒有幫助，我會直接衝上月球的），無法冥想，無法做任何我通常用來開啟早晨的有益活動。我甚至必須在出門前換一件襯衫，因為整件襯衫都被汗水浸濕了！」

如你所見，現代的壓力源可以像劍齒虎一樣迅速讓我們的食慾停擺，這一切都是在轉瞬之間發生，不需要學習。這是我們身體固有的適應性生存機制，有助我們應對眼前明確的危險。當我們未面臨威脅時，從演化觀點來看，飢餓如同尖叫，飽足則如同低語。話雖如此，在每一天甚或每一週無法確保食物來源之下，最好是爲自己塡滿熱量，以免好一陣子吃不到東西。

隨著時代的演進，在沒有立卽威脅、高熱量食物唾手可得的情況下，出現了殘酷的轉變，我們不再將血液輸送到腿部與肺部以便逃離虎口，而是學會用歡愉或分心來麻痺情緒上的痛苦。情緒痛苦雖然不致讓我們的身體陷入危險，卻能造成極大苦楚。我們沒有危險，便不需要奔跑，但大腦叫我們要逃離痛苦；大腦叫我們做些什麼來停止痛苦。此時，負增強登場了，在我們的大腦中將食物線路跟情緒線路搭在一起。

情緒性痛苦或許眞的很難受，但跟大動脈出血不一樣：我們不是處於生命遭受立卽威脅的情況，例如面對一頭飢餓的老虎或一輛公車急駛而來，我們的大腦知道不必奔跑，但卻想要**做些什麼**。因此，當我們陷入負面情緒，大腦會說：「我知道如何消除這種痛苦的感覺，讓你好受一些。」如果我們是更爲理性的生物，大腦的思考與規畫部位——前額葉皮質（大腦各部位並不是眞的獨立運作，但爲了方便解釋，請容許我這麼說）或許會表示：「嘿，我們來做些研究，尋找處理你的情緒需求的最佳方法。要不要去做心理治療以了解你的感受從何而來？或者，試試認知行爲治療以協助你擬定一些因應策略？又或者，用存在主義治療來幫助你了解自己在世界上的定位，以及活著的意義？」

可惜的是，我們的前額葉皮質是大腦最年輕、最弱小的部位，一旦出現強烈情緒，[7]這個部位便會離線，留下較古老（但未必較睿智）的生存腦挑起重擔。

當我們悲傷或生氣時，我們的生存腦便開始搜尋可以讓我們振作起來、或者讓我們從憤怒中分心的東西。遺憾的是，它只有寥寥無幾的招數，其中之一就是用可口美味的食物來招待我們，使我們從不幸中分心，讓我們暫時感覺好過一些。

生存腦記得冰淇淋很好吃，便要我們無視我們不餓的事實，去吃一杓吧。我們很快就學會，吃這個甜點的愉悅好過沉溺於情緒，大腦於是筆記與儲存下來，以供日後使用。這是大腦開始將食物跟情緒連結起來的重要方式之一。如果你心情不好，你的大腦便會介入，提醒你吃東西會讓心情變好，或者至少暫時屏蔽壞心情。

每當你選擇用吃東西來安撫情緒，生存腦與規畫腦的線路就會交錯。你可能計畫要吃得健康或減少吃零食，卻反被習慣的安撫力量所誘惑。原本立意良好的「我要戒掉零食」，卻害你一直想著食物。

換個方式思考：在你承受壓力時，生存腦從最近才在學開車的前額葉皮質手中奪過方向盤，目的是要護送你到安全處，直到度過危險。[8-9] 一旦你安全待在路邊時，便拿出一些杯子蛋糕來安慰自己。你愈是這樣做，就愈會變成一種習慣。

我們天生的傾向會抗拒不悅情緒或轉移注意力，因爲我們想要避免情緒所造成的痛苦。當壓力淹沒大腦，轉移注意力可以讓我們暫時好過一些，但這會造成意想不到的後果，也就是讓我們一直不去面對眞正的壓力成因。

稍後，你將學會運用大腦力量來改變這點。你可以重新設定大腦以逃脫食物的牢籠，或清醒過來，不再盲目吃下零食。你將學會聆聽身體所發出的微小但確實存在的飽足信號。不過，我們首先來看看食物／情緒習慣是如何變得如此強而有力。

♥ ♡ ♥

羅伯第一次來找我的時候是四十歲，體重超重約八十二公斤，他被轉介來我的診所，是因爲他在開車時有嚴重的恐慌發作情形。我在前一本書《鬆綁你的焦慮習慣》

（*Unwinding Anxiety*）寫過他的故事，他在書裡的化名爲大衛，因爲那時候他擔心若使用眞名，可能影響到他的工作。我在這裡很高興地宣布，羅伯的焦慮治療已有長足進步，現在他指導著其他苦於嚴重焦慮的人，而他總是以自己的親身故事作爲**開場**。

當時，羅伯是一個再明確不過的焦慮案例，從他走進我診間的那一刻，他**看起來**就很焦慮。（那是在新冠疫情之前，我們得以進行面對面會診。）他的肩膀高高聳起，雙手總是緊握成拳頭，呼吸氣息短促。羅伯的因應機制是吃速食來麻痺焦慮，他數十年來都在增強這個習慣。

在五年級時，羅伯的焦慮變得很嚴重，開始出現恐慌發作。「大家都不知道我有什麼毛病。我會去上學，一整天焦慮恐慌，回家後暴飲暴食來麻痺自己，那是我企圖解決事情的方法。」

他告訴我，跟許多人一樣，他在孩童時期和後來的人生中也曾節食與運動，希望修補問題。「我會減重及運動健身，減掉〔約十四至十八公斤的〕體重，然後我的人生便會發生某些事情，再度觸發整個循環。通常是焦慮和恐慌。」他描述自己長期「退出」人生，不僅用吃東西來麻痺焦慮與恐慌，也用來逃避「孤單與其他事情」。

我的許多病患借助藥物來逃避自我，羅伯則是借助速食。他的行為與他的朋友（及我的患者）毒品或酒精上癮的情況雷同。他會躲在車裡偷吃速食，扔掉垃圾，不讓家人與朋友發現他的行為，並且告訴自己：「我明天會開始〔好好吃〕。明天就開始。」和許多成癮者一樣，他們稱之為「習慣」，而羅伯的習慣正在吞噬他。他的健康惡化——他因為過重而有高血壓、睡眠和肝臟問題——而且他看不見出路。

快速形成習慣

想像你早晨清醒後跌跌撞撞下床，卻發現站不起來，因為你腦海裡的「如何走路」記憶序列被清除了。現在想想你的大腦在一生中為你自動化處理的各種俐落技巧，然後全部加總起來。你可能會先從早晨儀式開始：穿衣服，刷牙，沖澡，泡咖啡，做早餐，吃早餐。（不必戴圍兜，因為你記得要怎麼第一次就準確將湯匙放進嘴裡！）如果列出你想都不用想便會做的事情，這項清單可能長達數百項、甚或數千項活動。為什麼？因爲這些是習慣，而養成習慣是一件好事。

基本上，我們大腦想出了如何按照相同順序將行爲自動化，好讓我們保存精力去學習新事物。眞是乾淨俐落的技巧。這個流程如行雲流水，如果要我刻意繫鞋帶，我反而不知道該怎麼做。想把整個流程按步驟做一遍的話，我會卡住。你呢？假如你想跟我解釋怎麼繫鞋帶，會很容易嗎？

我們的大腦極爲迅速便學會這些習慣，有些行爲試一次就會固定下來——一次定終身。做過一次後，因爲極具獎勵性（就像嚐到冰淇淋的嬰兒），立刻成爲了習慣。大多數時候這沒有問題，但以食物來說，便可能造成麻煩。

閱讀本書的過程裡，你可以將以下對於**習慣**的簡單定義記在腦中：「固定或規律的傾向或慣例做法，尤其是難以放棄者。」做過幾次後，你便設定了早晨儀式或繫鞋帶的習慣。自此之後，你不必記起怎麼做，因爲你睡著也會做，至少在半睡半醒之間是可以的。設定，然後忘記。

習慣與我們學會的技能有關，但不相同。我們從來不會改變繫鞋帶的幾個步驟，相較之下，技能更爲複雜。一旦我們學會一項技能，例如騎腳踏車或彈奏樂器，我們可以接續中斷之處，不斷改進，直到我們臻於熟練。假如好一陣子沒有練習或執行那項行爲，我們也有可能喪失那項技能。

我們大腦亦進行大量預測處理，在分分秒秒之間節省精力。大腦會根據過去經驗推斷可在未來產生類似結果的行爲，如果以前的結果不錯，就很有可能在未來產生好結果。這便是習慣形成的方式——「設定並忘記」：設定習慣，忘記細節，省下力氣，以便學習新事物。這項程序對許多事情都至關重要，包括在超市做出採買決定、吃下我們的情緒，以及打破食物／情緒與其他習慣性飲習循環。

如同傑克發現自己與玉米堅果和其他自動化進食的關係，你根據以往經驗便知道，形成習慣未必永遠有益處。雖然我會說大約九五％的習慣有好處（不必每天早上重新學習如何沖咖啡），其餘五％則可能成爲問題。如果你養成吸菸、盲目飲食或飲食過量的習慣，便可能導致各種健康問題，像是癌症或糖尿病。

不過，即便是比較不嚴重的習慣也可能造成不可忽視的後果。太過嚴格或被一種習慣鎖定，並不利於我們生存。假如你曾經打算在下班途中先去一趟超市，卻在無意識地自動導航回到家之後，才猛然醒覺而咒罵自己的健忘，你便會明白習慣有時挺討厭的。

如果你困在壓力或焦慮所觸發、似乎無窮盡的拖延習慣迴圈，這只會讓你更加焦慮，甚至影響你在學校或工作的表現，進而產生巨大的下游效應，例如學業成績平均分數岌岌可危，甚或飯碗不保。那麼，我們的大腦當初是如何學會要設定哪些習慣的呢？

眼眶額葉皮質：決策者

前額葉皮質中一個很重要的部分叫做眼眶額葉皮質（orbitofrontal cortex，簡稱OFC，或稱「眶額皮質」）。眶額皮質不斷比較我們所做的每件事，判斷其有助於或有礙於我們生存。每當我們嘗試新事物，無論是品嚐新口味冰淇淋、聽新歌或從事新行爲，眶額皮質便會去比較新口味（或行爲）與最接近的舊口味（或行爲）。它會定奪何者比較好，然後將新口味（或行爲）輸入不斷擴大的獎勵層級（reward hierarchy）制度中，作爲下次決策的參考。不妨將眶額皮質當成決策者，它決定我們做什麼，但不是漫無章法、異想天開或蠻橫地決定；它是有所規畫的，而那種規畫是根據我們從事一項行爲的感受。

眶額皮質的一個主要職責是設定獎勵層級，以判斷一項行為的獎勵程度。感謝我們的穴居人祖先，眶額皮質只有一項規則：如果A比B更具獎勵性，在可供選擇時，便選A。每當我們要在兩個行為當中二選一，眶額皮質便負責決定何者對我們最好——至少在那個當下是最好的。

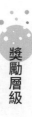

讓我們回到初次品嚐某種食物的嬰兒，來看看獎勵層級是如何設定的。假設嬰兒從未吃過冰淇淋或花椰菜。我們已知道嬰兒嚐過一口冰淇淋之後的情形，現在，想像嬰兒的父母用花椰菜做相同實驗。嬰兒吃一口後或許喜歡，也或許吐到圍兜裡，做出「你幹麼整我？」的鬼臉。如果嬰兒同時面對這兩個選項，則冰淇淋會勝出。屢試不爽。

在花椰菜對上冰淇淋的時刻，我們大腦是如何運作的？眶額皮質比較了花椰菜與冰淇淋的熱量。熱量＝生存。選擇熱量最高的。問題是這個決定沒有考慮到世界已經改變了。原始的洞穴沒有冰箱或速食餐廳，但現在食物（對大多數人來說）唾手可得，高熱量已不再是生存的唯一考量因素。「你應該」是我們理性但相當年輕的前額葉皮質的一項功能。前額葉皮質告訴我們應該吃花椰菜，古老的生存腦則說：「我想吃冰淇淋。」

因此，眶額皮質的一項主要功能是進行比較，而且比較範圍遠遠超過食物。

眶額皮質位於感官、情緒及行爲資訊交集的大腦區域，[10]它必須分門別類整理許多資訊。眶額皮質不是將所有小事列成一份長長的清單，而是權衡我們的行爲在特定情境下的感受，然後決定一項行爲的綜合獎勵價值，這項過程稱爲劃分**組塊**（chunking）。

回想你小時候的生日派對。你的大腦結合各種感官與情緒資訊——蛋糕的味道、你玩的遊戲、笑聲、燦爛奪目的裝飾、可以放聲高歌的飄飄然感覺——組成一個綜合獎勵價值。生日蛋糕=好玩！這是你的大腦在高效運作。

因此，當我們在決定要吃什麼的時候，考慮的可不只是熱量。我們的眶額皮質亦考量各種背景訊息——什麼時候吃過、跟誰一起吃的、那時候的心情如何、我們爲什麼吃（例如，慶祝或慰藉）——再把這些變數加總起來，得出一個最終答案。這項決定實際上有一個公式。

獎勵價值：瑞斯柯拉—華格納模型

一九七〇年代，兩位科學家羅伯特・瑞斯柯拉（Robert Rescorla）和艾倫・華格納（Allan Wagner）對於動物的學習方式感到興味盎然，他們想出一個與增強學習相當吻合的數學公式，但在其中加入了轉折。[11]他們的模型納入了我們大腦比較現實與期望的能力。這個瑞斯柯拉—華格納模型（Rescorla-Wagner model）簡潔得美妙，且執行起來相當「可口」，其主張改變行爲的唯一方法，是改變一項行爲在獎勵層級中的地位，而這跟意志力毫無關係。

首先，我們來談眶額皮質是如何設定獎勵層級。我們的大腦根據過往獎勵來計算一項行爲在當下的期望獎勵價值，但它也留下一些迴旋餘地，以更新獎勵價值——以及相對於其他行爲的獎勵層級——以防自從上次我們進行那項行爲之後事情已有改變。

舉個例子，自小參加過許多生日派對，我在心中已爲巧克力蛋糕設定了某個特定的獎勵價值，它在我的獎勵層級中的地位很高。我們社區新開了一家烘焙坊，我在上班途中看見櫥窗裡的巧克力蛋糕，我的胃說：「嘿，那看起來很棒！」我走進去買了一塊，假定它會符合我的預期。而如果我吃了一口，喜悅在腦袋裡炸開來——這是我吃過最美味的蛋糕——那是眶額皮質在告訴我，我中大獎了。我學到我應該經常光顧這家烘焙坊，因爲他們的蛋糕太好吃了。

我是怎麼學會這件事的？我的眶額皮質有一個獎勵價值基準。蛋糕可能達到、超越或未達眶額皮質的期望。如果蛋糕僅是符合預期，我的世界大致上不會有什麼改變，我會將那家店列入想吃巧克力蛋糕時的口袋名單，但不會特地過去買。但是，由於那家烘焙坊領先群倫，我的大腦出現所謂的正向預測誤差（positive prediction error）：蛋糕比預測的更好（更爲正向）。我大腦裡的獎勵中心此起彼落地迸發多巴胺，現在我學到，若我想吃蛋糕，就應該回到這家烘焙坊。我的大腦現在偏好這家店勝過其他家，這不是一件有意識的事情。我的大腦已經學會將這家烘焙坊和蛋糕聯想在一起，於是，下次當我路過看到櫥窗裡的蛋糕，或是記起上次我吃他們家的蛋糕，便觸發進去買蛋糕的衝動。

如果我吃了蛋糕，非但不覺得它是我嘴裡的天堂，而且覺得難吃死了，那會是什麼狀況呢？優於預期會產生正向預測誤差，不如預期便會產生負向預測誤差（negative prediction error）。假如我因爲吃那間店的東西而食物中毒，我的大腦便會叫我要避之如瘟疫。

這是大腦學習設定習慣的方式之一，甚至可能是最重要的方式——不只在食物方面，還包括所有習慣。

現在，將正向與負向預測誤差跟我們形成習慣的方式結合起來。這裡的順序很重要。首先，我們藉由正增強或負增強來學習一項行爲。以生日爲例，我們學會蛋糕很好吃，並將蛋糕與美好感受連結起來。其次，我們的眶額皮質將之跟其他行爲做比較，安插進我們的獎勵層級。我們學會喜愛蛋糕，勝過花椰菜。我們重複了幾遍，鎖定其獎勵價值，並設定爲習慣，好讓我們不必注意細節。現在，我們自動化地選擇蛋糕，不選其他獎勵較低的行爲。蛋糕打敗花椰菜，蛋糕打敗無聊，蛋糕打敗心情不好。在最後一例，蛋糕甚至不需要那麼美味，只需要比壞心情還好一些就可以了。當我們眞正進入自動導航，我們單純因爲看到就會吃：看見蛋糕，就吃蛋糕。

我們的人生一直困在這些習慣模式中，直到某件事物讓我們脫離自動導航。再次強調，改變一項行爲的唯一方法是改變其獎勵層級。此時，正向與負向預測誤差將發揮作用。如果某件事優於預期，我們便會追求它、多做幾遍。若是這個行爲不如預期，我們就會少做一點。這有時發生得有些隨機，例如我們食物中毒，（至少一陣子）吃不了蛋糕。但也可以是刻意安排的；刻意跟理性或意志力無關，這裡的公式不包括「你應該」。所謂的刻意是基於一個簡單但重要的成分：覺察。我們將在稍後談到覺察如何幫助了賈姬、傑克、羅伯和其他人。

目前，你還需要了解關於大腦的另一件事情。

探索 vs. 剝削

在你決定要不要吃東西、什麼時候吃東西之前，你必須先找到一些食物。這對我們狩獵採集的祖先來說，幾乎是全天候的差事。現在試試從他們的立場來思考食物選項，他們沒有冰箱或外送服務，所以必須不斷搜尋良好的食物來源。他們或許尾隨遷徙的動物族群，一邊跟著移動一邊狩獵晚餐。或者他們在發現一處莓果豐盛的地方以後，可能決定在那裡紮營一陣子，直到吃光所有好吃的果實，然後他們再次移動，找尋更多可採集的果實。在神經科學界，這稱爲探索剝削權衡（explore vs. exploit trade-off）。

我們的祖先必須在以下兩者之間有效轉換：探索新領域尋找優質食物新來源，以及停留夠久時間進食再移動。如果太快移動，他們便錯失採集眼前食物的機會，但若他們沒有在食物來源耗盡前離開，便可能陷入飢餓，或者錯失找到更好的地點與食物的更多機會。這種權衡取捨攸關我們的生存。

時至今日，我們大腦**仍舊**在進行探索剝削權衡。回想上次你去最喜歡的餐廳。你點了和以前一樣的菜餚，或是嘗試了新菜？堅守最喜歡的菜色可以確保你吃一頓好飯，可是，如果你沒有把菜單上每樣菜都吃過一遍，你怎麼知道那眞的是你的最愛？或許你錯過更好的了。

在變化無窮的世界，我們必須能夠適應新環境，這樣才能幫助我們在堅守最愛餐廳與嘗試街上新開幕餐廳之間做出權衡。這正符合眶額皮質運作的方式。要記得，我們大腦一直在盡可能思考與執行最有利的生存行爲，而眶額皮質會決定是要探索新領域還是堅持好東西。[12]

我們剝削一項資源時，是在當下將獎勵極大化。我們看到好東西，我們吃好東西。

我們學會這是現在可以吃的好東西，這裡是可以找到好東西的好地方。我們探索時得到的資訊可在日後利用，將長期獎勵極大化。在不確定與不停變化的環境下，獎勵價值既不可知、又會隨時間改變，所以我們必須具有彈性，在剝削與探索之間交替。過度探索的問題是我們不停找尋更好的東西，永遠不滿足眼前所擁有的，而過度剝削則導致我們困在習慣之中。[13]

在我們學習如何生存、陷入習慣及成癮時都會登場的神經傳導物質——多巴胺，在探索／剝削權衡間扮演重要角色。[14]就好比開車到新城市去嘗試新餐廳必須消耗車子的汽油一樣，探索新領域需要能量。這就是爲什麼換新工作的前兩週格外疲憊：我們不停在探索與學習事情的運作。相反地，我們原地不動的話，就不必補充油箱。類似於正增強學習的過程，我們在探索與學習新事物時，腦內會短暫迸發多巴胺，技術性名詞稱爲間歇性激發（phasic firing）。我們在探索新工作地點、尋找洗手間與影印機時，我們收到多巴胺信號並記住它們的位置。但在前額葉皮質等部位，多巴胺不是間歇性激發，而是持續性（tonic），好讓我們在探索與剝削之間切換。增加多巴胺持續性激發，被認爲可加強探索，反之則會讓我們傾向停留與剝削。[15]這項神經傳導物質可發揮數種不同功能，取決於其在大腦激發的部位與方式。

有一個因素會影響我們去探索新領域或留在原地：可取得的資訊量。沿用餐廳的比喻，如果我們面前擺著一家愛店與街上新開幕的一家店，我們可以直接去新餐廳、隨機挑選一道新菜色，或者坐等別人告訴我們新餐廳好不好。神經科學理論認爲，有兩項不同的探索策略可以解決「我該嘗試新餐廳嗎」的兩難，其一是導向探索（directed exploration），其二是隨機探索（random exploration），這兩個策略各有優勢。

我們可以這樣想像，你走在街上，看到一家新開幕的餐廳。你可以採取導向探索，如此一來，你會回家等待線上美食評論（但願評論值得信任）。

導向探索的好處是，有了更多資訊，我們更可能得到最佳結果。然而，這既費時間又耗心力，且結果得取決於資訊品質（例如專業美食家的評論，相對於Yelp網站訪客的留言）。更多資訊未必總是更好；看看網路便可明白這點。

不然，你可以直接推開門走進去，自己吃吃看。走進去自行嘗試，是更偏向隨機探索的路線。隨機探索較不花時間和精神，但比較不能確保好結果。

爲了幫助我們生存，大腦會探索眼前選項直到我們找到好結果，然後堅守這項結果，直到它消逝爲止。我們開發出了一套速記法來切換這種權衡（停留或前進），但唯有我們去留意並確定我們採取的策略跟以前同樣管用時，這種速記法才有效。假設一名農夫擁有廣大土地，年年大豐收，因此這個農夫一直按照過往的做法：他沒有注意到土壤養分已經耗盡，應該探索在其他地方種植的選項，讓原有田地休耕幾年。在我們的現代腦，這種心態可能反映在數個方面。多吃一片我們最愛的披薩，或者和摯友吵架後用冰淇淋來安慰自己，這些在我們還是小孩時或許沒有什麼不良後果，但等到成年後，一再使用這些策略會讓我們覺得自己有點被困住了。

讓我們將大腦運作方式跟這些理論在現實生活的應用結合起來。透過正增強，傑克在早年生活學到玉米堅果很好吃，他現在養成了自動化吃下玉米堅果的習慣。透過負增強，賈姬和羅伯（算是程度較不嚴重的傑克）學會將吃東西當成因應憂鬱及焦慮的策略。雖然崔西的飲食問題很「第一世界」，也就是在壓力之下嚼胡蘿蔔，但她的故事亦顯示，即便是把健康的東西當作零食或犒賞，也會讓餓鬼愈來愈餓。賈姬和羅伯的故事說明，我們眶額皮質的設定是偏好「極樂點」的食物，勝過健康食物。他們的故事亦顯示出，用食物來麻痺我們的情感或吞下情緒，可能導致這些行爲在獎勵層級中占據較高地位，高過與不安情緒相處。一旦我們大腦發現似乎管用的策略——尤其是在我們無法找到更好的選項之下——我們就會透過剝削模式鎖定這些策略，養成彷彿牢不可破的習慣。這是傑克、賈姬和羅伯共有的情形：他們企圖用「你應該」和意志力去做出改變，結果全員宣告失敗（好幾次）。他們不曉得自己大腦的運作方式，嚴格來說，他們不曉得解決方案其實就在他們眼前，同時也在眼睛後面。他們需要學習如何利用覺察來借助眶額皮質的力量，但首先，他們（與我們所有人）必須先明白爲何意志力無濟於事。

第3章 爲什麼節食（及測量）沒有效

問題的答案似乎很簡單，我們應該回到規畫腦、情緒以及食品業迷惑我們的生存本能之前的飲食方式。套句作家暨新聞記者麥可．波倫（Michael Pollan）所說的話，我們不該吃下任何我們曾祖母認不得是食物的東西，而且不要吃太多。

這似乎很直截了當，遵守這訣竅，你將過著健康的生活，在字面上（體重）和象徵意義上（生活）都保持著天秤的均衡。這兩條規則能幫助我們滿足營養需求，同時讓大腦不會被誘騙而吃得過量。然而，遵守這些規則絕對不是那麼輕而易舉，特別是牽涉到情緒的時候。

吃這個而不吃那個，並非那麼簡單。我們已經知道大腦在回應情緒時可能出錯，以及企業界是如何操縱食品以駭入甚至繞過我們的生存訊號。有趣的是，減重產業可以追溯至一百多年前的時尚飲食（fad diets）。[16] 一些歷史上著名的飲食法包括檸檬汁飲食（一九四一年），整整十天期間只能喝某種由檸檬汁、楓糖漿、水和卡宴辣椒調製的飲品，每天喝六次，以便淸除垃圾食品、毒品與酒精的毒素。還有一九五〇年代的甘藍菜湯飲食，連續七天只喝湯，不吃其他東西。至於將節食轉變爲成熟產業，其中最具代表性的公司或許是美國慧優體（現稱 WW International）公司。

慧優體公司創立於一九六三年，創辦人是珍·尼迪契（Jean Nidetch），她是一位住在紐約市皇后區的家庭主婦和母親。如果你記得先前提過的那件瑣事，該年恰好是樂事發表「賭你忍不住一口接一口！」宣傳標語的同年。在那幾年前，體重超過九十七公斤的珍參加了紐約市健康局主辦的十週減重計畫。[17] 在嚴格飲食的幫助下，她減去九公斤，但就此停滯。她號召朋友成立一個互助小組，就這樣，慧優體公司誕生了。在之後半個世紀，這個產業大致上堅守「攝取熱量，消耗熱量」的公式：少吃，多動。慧優體的小組有名的措施是每週秤體重，好讓人們保持決心。我的一些患者參加過這項計畫，他們形容那措施是「令人丟臉」與「肥胖羞辱」。節食亦可能於日後觸發高風險人士的飲食失調。

雖然減重產業的立意良好，但是靠意志力減重有一個致命缺陷：那不符合我們大腦的運作。在本章，我們將探討爲何那些用以維持健康的傳統（或不那麼傳統）飲食法對我們來說如此難以遵循。

意志力迷思

一九七〇年代電視喜劇《鮑伯紐哈特秀》（*The Bob Newhart Show*）有一個我很愛的著名段子，那一幕的開場是一位女士走進諮商心理師鮑伯．哈特利（由鮑伯．紐哈特飾演）的辦公室，她要求治療自己對於被活埋進棺材的恐懼。鮑伯同意幫助她。他們來來回回討論要花多少時間才能治癒她（五分鐘），他的收費是多少錢（五美元），以及假如她不需要那麼多時間，他照樣要收取全額費用（因爲他不找零）。她問說自己是否應該做筆記。他跟她保證，療程非常簡單——大多數人都記得住。

接著，他從辦公桌後頭向她傾身。「別這樣想！」（Stop it!）他喊道。

「不好意思？」她說，困惑不已。

「別這樣**想**！」他再次喊道，這次尾音拖比較長。

「別這樣想？」她問道，想要搞清楚狀況，她不相信自己只需要這句話就夠了。諷刺的是，這個段子還正好演五分鐘。你不必花錢就可以在YouTube看到這段影片，眞是太划算了。

紐哈特的段子到今天聽起來仍然像眞的。我們以爲可以控制自己的行爲——心理上與生理上——而且只需要控制自己，便能遵循計畫。我們以爲增強自己的意志力，便可抗拒召喚著我們的各種誘惑。但我們的大腦另有想法。意志力比肌肉更像是一種迷思。

你很可能早已從自身經驗明白了這點；回想你的意志力失敗的各種時候。我只要想起跟客服人員講電話而按捺不住脾氣的時候，便深感懊惱。每回我變得不耐煩、提高嗓門或失控，事後心情都很差。那不是他們的錯，事實上，他們（一般來說）已盡全力幫忙。（謹向所有客服人員致歉。我下次一定會更努力，我覺得我只需要多一些意志力就行了。）

每個人都有某種罪惡的樂趣——放縱、墮落之事——甚至是某種惡劣的習慣，我們覺得在狀況好的時候可以控制，在狀況不好而無法控制的時候便深深自責。我們試圖克制自我，但我們其實做不到。

破戒效應（又稱「管他的」）

當我們得不到某項事物，會怎麼樣？我們理所當然更想要了。就像賈姬和羅伯，如果你強迫自己不去吃冰淇淋、杯子蛋糕或巧克力，則禁忌的點心在你腦中盤旋不去，和離你而去的愛人一樣。你在每個地方都看見它，做夢也夢見它。和心理學上著名的「不要想著白熊」實驗一樣，你愈是強迫自己不去想，它愈是浮現在你腦海。凡你抗拒的，就會持續。（What you resist persists.）正如我們將在本書稍後關於渴望怪物的章節更加深入探討的，這種抗拒與持續的迴圈耗費著大量時間與精力。洪水不斷升高，直到沖垮水壩。在成癮精神病學中，水壩潰決的現象極為常見，還被命名為破戒效應（abstinence violation effect，簡稱 AVE）。破戒效應最初在一九八〇年代由華盛頓大學兩名成癮研究者艾倫．馬拉特（Alan Marlatt）與茱蒂絲．戈登（Judith Gordon）所提出。[18]

在研究酗酒時，馬拉特與戈登看到一種模式：當戒酒了一陣子的人再次失足，他們不會爬起來繼續往前走，而是會直接跌入深淵。他們不會只喝一點酒，而是會喝到酩酊大醉，完全回復先前的酗酒習慣。如果有人又恢復吸食古柯鹼，他們不會只是在派對上淺嘗輒止，而是會狂嗑一番，立即回到老樣子。戒菸二十年後抽一支菸會如何？立刻回復到一天一包菸。

我的患者對於破戒效應有個簡潔說法，他們稱之爲「管他的」（f*ck-its），意思類似於：**我搞砸了，我失控了。我乾脆繼續下去吧，管他的。**

賈姬的說法可謂完美的詮釋：「我所有時間都在想著食物。如果我度過很糟的一天，暴食的念頭便開始升高，占據所有空間和心力。當你陷入全有或全無的心態，就會不顧一切。當我打破一項食物規則，我會說管他的，基本上會進入吃到飽自助餐模式，吃下我不准自己吃的各種東西。只能說我暴吃一波的可不會是花椰菜。」

有的人認爲，控制欲望是熟能生巧的功夫。「**只要我能練習克制自我，就會更能克**

制自己。」不過，研究卻爲這種人可以進行心理重訓以鍛鍊自制肌肉的觀念打上一個問號。[19]研究顯示，唯有極少數幸運兒天生具有意志力。其他研究則特別指出，意志力其實更像是一種迷思，而不是可以使用的心理肌肉。[20]舉例來說，驗證意志力是否確有其事的研究發現，行使自制力的人實際上並未更成功地達成目標。準備好知道眞相了嗎？他們愈是努力自制，愈是感覺精疲力盡。[21]事實證明你愈是認眞拚命、咬緊牙關，逼迫自己「做就對了」，反而會弄巧成拙，頂多在短期內有效（或至少讓你覺得自己有在做些什麼），長期下來卻造成整體的失敗。

我們以憑意志力限制熱量的節食法爲例——根據「攝取熱量，消耗熱量」公式（calories in, calories out，簡稱ＣＩＣＯ），這種節食法是大幅減少你一天吃進去的卡路里達四〇%。根據ＣＩＣＯ，這應該能導致快速減重。然而，當我們限制卡路里攝取，便是在對抗自己的生存本能，於是身體進入飢餓模式，降低新陳代謝，盡可能保留所有熱量。以演化角度來看，食物匱乏之時，我們的古老祖先必須保存能量。如同神經科學家珊卓·阿瑪特（Sandra Aamodt）在ＴＥＤ演說總結她的著作《爲什麼節食讓我們變胖》（*Why Diets Make Us Fat*），[22]指出「縱觀人類歷史的軌跡，飢餓是遠比過食更嚴重的問題……即使你減重維持了七年，大腦還是想要你恢復體重。如果體重減輕是源於長期饑饉，那會是合理的反應。但在有著漢堡得來速的現代世界，這種反應就不太理想了。」

難怪我們想要節食的時候會這麼難控制！難怪有無數人每週一次在眾人面前踩上體重計時，都感覺自己一敗塗地——不論那是慧優體或其他體重管理計畫。這個公式看似滴水不漏，他們都明白這個公式。事情未順利進行的原因不在於公式，而在於他們本身，或者至少他們是這麼想的……。

在繼續談下去之前，我們先來總結一下研究所顯示的：

意志力的四個問題

- 愈得不到的，就愈想要。（克制增強了欲望。）
- 凡你抗拒的，就會持續。（不要去想白熊。）
- 失敗→故態復萌。（破戒效應。管他的。）
- 意志力甚至不是改變習慣策略的環節。（眶額皮質專注在一項行為的獎勵程度。）

如果你曾經遵循最新飲食潮流卻失敗了，那不是你的錯。並不是因爲你沒有足夠的意志力，而是你的生存腦在發揮功用：讓你在短期內感覺得到回報，卻沒有解決長期問題。不過這還不是典型節食法的唯一問題；接著我們來看看現代人對「測量」的執迷，是如何妨害我們打破飲食習慣迴圈。

控制的錯覺

「我要坦白一件事。」

今年我的情人節晚餐得到了這句開場白。

我和妻子剛坐下來享用我們一起烹煮的大餐。我們選擇避開人群、吵鬧的餐廳和麻煩的訂位。況且，我們在廚房裡合作無間，所以在家吃晚飯對我們來說是美好的夜晚。我喜歡親手切菜與烹飪佳餚的儀式，她則擔任身負重責的副主廚。我們可以花時間相處，聊聊這一天過得如何。

我望著妻子的眼睛，看不出眼神深處有任何積壓了一年就等著在這個特別夜晚爆發的不滿，找不到像是「我外遇了」或「我要離婚」的蛛絲馬跡。我挑起眉毛，等她說下去。

「我一直都在追蹤飲食，」她平鋪直敘地說。啊，原來這就是她的大祕密。多年來，瑪蕊一直在追蹤她的進食和運動（MyFitnessPal是她最近的新歡工具）。不論她有沒有使用飲食追蹤工具，她一直保持在相當小的體重區間。每個人的體重在一天之中都會有一定的波動，她亦不例外。

這些年來，我們一直繞著飲食紀錄打轉，包括這類追蹤app有多麼不準確，然而她戒不掉。她已多次刪除手機上的MyFitnessPal，沒過幾天就又重新安裝與使用。她對於追蹤飲食感到內疚，便私底下偷偷使用。這當然不像古柯鹼或海洛因那麼嚴重，但也持續對她造成問題，包括她依賴app告訴她要吃些什麼及吃多少，卻不聽從她的身體。

吐露重大祕密、坦承她的心事之後，妻子接著訴說她只是想要試一個星期看看會怎麼樣。我問道，看看**什麼東西**會怎麼樣？這個問題激出了某種潛藏於水面下的感受，她停頓了一下。

「說到底都是同一件事，」她慢慢地說。「控制。」又頓了一下。「控制的錯覺。」

控制。當然了。測量與追蹤給我們一種掌控大局的感受，量化的結果減少了模糊與不確定。測量的**感覺**很好，直到變得不好爲止……我確信你見過、認識，甚至自己就是那個在睡前繞圈圈踱步，想要達到當天規定步數的人。我的妻子就是這種踱步俱樂部的會員。「只剩下兩百步了，再五分鐘，我就會去睡覺！」

不確定性糟透了

我們的生存腦不喜歡不確定性，我們遇到愈多不確定，愈是感覺無法掌控情況。對生存腦而言，不確定代表著潛在危險。如果我們聽見草叢沙沙作響，不確定發出聲音的是什麼，最好是（小心地）過去一探究竟。我們的戰鬥—逃跑模式會啟動，直到我們蒐集完資訊、明白應該戰鬥或逃跑，因爲那可能是一頭覓食的獅子；或者我們的警報系統可以解除，因爲發現只是家人在跟你開玩笑（謝天謝地！）。這麼想吧：資訊是大腦的糧食。肚子餓的時候會發出咕嚕聲，催促你去吃東西；大腦也有類似的咕嚕聲，催促你去搜尋資訊，直到獲得足夠資訊才會滿意。

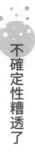

不確定性愈高——尤其是有關未來的展望——就會形成愈多的焦慮。我們愈是展望遙遠的未來，便面對愈高的不確定性，嚇阻我們去猜測人生在一個月後、一年後或十年後會是什麼光景。不確定性觸發我們去尋找有掌控感的方法。

規畫令我們開心，讓我們的出差和度假之旅更加順暢。過度規畫以求得掌控感則可能成爲一種迴避機制，讓我們藉由忙碌來躲避任何情況均無可避免會超出可控範圍這件事，如同我們藉由拖延來躲避焦慮感。因此，規畫與追蹤可說是密切相關：讓我們感覺更能夠掌控自己與自己的生活。

不論我們是過度規畫，或過度追蹤我們吃的食物和步行步數，等到觸發這些行爲的潛在問題變得無法承受時，就像過熱的汽車引擎，我們的大腦可能當機，並進入生存模式。就好比手機的電池剩下極低電量，將必要之外的功能統統關閉。必要的東西會以習慣的形式呈現，因爲它們所需能量最低。我們古老的飲食習慣就這樣諷刺地復活了。

對確定性的渴望

在測試我開發的新治療方法是否有效時，我會測量人們開始之前（基線）到一段時間之後（一個特定的結束點）的改變。我甚至可以將之跟其他治療方法做比較，以判斷其效果。我們常稱之為「賽馬」研究，因為我們想要看看何種治療能「勝出」——也就是哪一種比其他種更好。

讓我們來在自己身上進行一場小小的賽馬，一號馬匹是確定性，二號馬匹是不確定性。我等等會跟你說這場賽事是在競爭什麼。

假如你問我：「測量自己每天吃的食物分量，是不是健康飲食的好方法？」而我回答：「我無法給你確切的答案。我只能說，視情況而定。」

從零分到十分，你覺得這種回覆令人滿意的程度是多少？

零分＝非常不滿意——你想要把這一頁撕掉。

十分＝非常滿意——你完全理解科學的運作方式。

以下是第二種情境。同一個問題：測量自己每天吃的食物分量，是不是健康飲食的好方法？

回答：「是的，它絕對可以幫助你達成目標。」

從零分到十分，你覺得這種回覆令人滿意的程度是多少？

現在，你覺得哪一種回答更令人滿意？「視情況而定」還是「絕對可以」？「絕對可以」，是吧？沒錯！絕對是的！這個小實驗能凸顯我們大腦的一個重要特性：天生渴望確定性。確定性說，是的，我們可以預測未來，所以你應該朝著X或Y的方向前進，因為你知道往哪邊走會如何發展。不管講述的是否為眞，確定的承諾讓我們大腦快馬加鞭。假設你有機會加入兩種飲食法的其中之一，第一種的說明如下：「大約二〇%的人在使用這個方法之後減輕體重，並且維持了六個月。」而第二種的廣告詞如下：「六週後你將擁有好萊塢身材！我們保證！」你比較可能加入哪一種？是的，確定性勝出。每一次都是。

我們的大腦花費大量時間與能量以努力減少不確定性，其中一個方法是一而再、再而三取得相同資訊，讓疑慮逐漸消失，直到我們確信X將導致Y。你對於明天太陽依舊會從東方升起有多大的把握？十分有把握，對吧？你需要測量這點嗎？不必。爲什麼呢？你早已親眼目睹過無數次，你連想都不必想，你**知道**這一定會發生。那就是確定性。那是什麼感受？感覺很棒，是吧？

在科學上，我們不斷重複實驗，直到對結果相當確信，這就是所謂的訊號雜訊比（signal-to-noise ratio）。我們在雜訊當中看到愈多訊號，愈可能認爲我們可以預測下次實驗的結果。如果發生奇特的物理學逆轉，太陽東升的機率僅有六六%，此時有人問我們明天太陽會從哪裡升起，我們對自己的回答就沒有把握，因爲我們無法確定。我們愈是不確定，愈會有一股不愉快的衝動想要再次測量某件事。這已經根深蒂固於我們的腦中：模糊與確定性激發著不同的腦迴路。[23]

還記得草叢裡沙沙作響的例子嗎？如果我們百分之百確定那是一頭獅子的獨特聲音訊號——或者是我們家人的聲音——我們便確知該怎麼做。確定性的美好感覺說：「嘿，我們已得到足夠資訊，不必再浪費時間測量了。你可以節省時間與精力去做別的事。」

追蹤我們的選擇

感覺無法控制外部環境——我們的家庭、工作狀況、周遭環境——會導致我們去尋找更能控制的事物。感覺無法控制自己——我們的心情、感受、想法——會導致我們去尋求可以控制自我的方法。我們都必須吃東西，所以飲食與運動很自然成爲我們試圖掌控的目標。

此時，飲食追蹤法就偷溜進來，鞏固其（很大程度上未經證實的）救世主名號。追蹤與測量我們的飲食會帶來大量資訊，向我們承諾減緩不確定性的不悅感受。你在閱讀食品包裝上的營養成分標籤時，感受到多少不確定性？很少。你明確知道各成分含量多寡的順序。你知道裡頭有多少糖分，甚至知道有多少是額外添加、而不是天然成分所含有的糖。你應該懂我的意思。如果你吃下這個東西，你很確定自己吃下了什麼。

記錄飲食（攝取熱量）或記錄步數（消耗熱量），讓我們有掌控感。我們是那個決定購買低碳水墨西哥薄餅的人。我們是那個決定去走路的人。我們決定走一萬步，而不是由別人決定。對許多人而言，社會壓力要求他們具有一定的外貌或體重，這讓他們走上控制飲食的道路。其他人則覺得健康上的保證是其獎勵。還有另外一些人——雖然我認爲其中有些重疊——感覺無法控制自己的生活，於是促使他們去尋找穩定、可靠、他們可以控制的事物。*

確定性告訴我們的大腦不必再去搜尋資訊。類似於探索剝削權衡的情況，確定性說：「停止探索吧，停止搜尋吧，你已得到所需的一切。」

再次強調，我不打算在本書談論飲食失調的所有細節，市面上已有許多深入探討

* 我並未對診所患者進行過正式調查，但許多體重極其不健康的人曾有性創傷史。迄今，記錄這種關聯的最大型調查是童年逆境經驗（adverse childhood experiences，簡稱 ACE 調查）。24 其他一些人則表示他們必須抵抗在學校、職場或公共場合的持續且具侵略性的騷擾。不知要何時或如何面對這些情況的不確定性，導致他們將吃東西當成一種因應機制，無意間習得大量增加體重能給予他們對自身處境的某種控制感。我對於一名患者記憶猶新，她談到大學期間與二十歲出頭時曾遭到數次性攻擊，在增胖到超過九十公斤之後，男人便不會再看她。過重就能被跳過。作爲這項注釋的補充注釋，請注意創傷並非無足輕重，本書稍後將詳談這點。

暴食症與厭食症的好書。*但我想指出，無論一個人身處於飲食失調光譜的何處，控制感都極具獎勵性，甚至淩駕在他們自己的基本生理（例如飢餓感）之上，達到一種危害他們健康的程度。據報導，厭食症是患有精神疾病的年輕女性致死率最高的原因。[25]即便是健康飲食也可能走火入魔，成爲一種失調症狀，我們稱這種行爲是健康食品痴迷症（orthorexia），源於希臘文的「ortho」（正確）和「orexis」（胃口）。健康飲食的觀念在這幾十年來如火如荼地風行，全拜網路源源不斷供給的營養建議所賜。

測量是一種心靈支柱（對控制的保證）

我們的祖先如何測量事物？他們又沒有磅秤或手錶。一天的長度是用日升日落來測量。今天的莓果數量多寡是與昨天的做比較。飢餓程度則可以用肚子發出的咕嚕聲有多大聲來衡量。

現在，我們的測量更上層樓（或一百層樓）。我們有原子鐘能將秒分割爲九十二億次銫133原子的共振（準確來說是9,192,631,770次），而世界上最靈敏的磅秤可以測量到一粒蛋白質分子的質量（這個質量單位叫做介克〔zeptogram〕，大約是一公克的十億兆分之一，10^{-21}公克）。[26]

不到十年，科技進步創造出穿戴式行動感測器與智慧型手機應用程式，追蹤著我們吃了什麼、吃了多少；我們行進了多少步數、是用走的還是跑的；我們睡了多久（還有推測我們睡得好不好）；我們血糖有多低、血壓有多高；我們心情如何。二〇一七年，全球估計有二十億人使用數位裝置來追蹤自己的健康，這相當於世界人口的二五%。仔細想想那是什麼情況，在當時（現在可能也仍然）有四分之一的世界人口使用數位裝置以某種方式追蹤自己的健康，[27]你簡直可以說整個人類社會都沉迷於測量。

你多半可以列出一長串你會經做過、現在有做、未來可能做的，用來測量與追蹤健康的事情，其中包括卡路里、步數、體重、身體組成、各種生物標記。見鬼了，就算是

* 請見網站https://www.nationaleatingdisorders.org。

比較低科技的方法，閱讀食品包裝上的標籤也可以追蹤營養攝取。更多追蹤＝更多資料＝更好。

我在猜，大家都感覺得到追蹤並不是減重、阻止我們自動化吃零食或者改變飲食關係的靈丹妙藥。爲什麼呢？你需要知道關於大腦的幾件事，才能幫助你了解。之後你便可以找出新方法來改變你與測量、追蹤的關係，不只是你與食物之間，更包括你與人生之間的關係。

測量成癮

我們的大腦會要各種把戲來獲得獎賞，其中一種稱爲完成偏誤（completion bias），[28]指的是大腦會追求完成一項任務的滿足感。其運作方式如下：我們查看Fitbit智慧手環，注意到今天走了九千九百五十四步，我們看到蘋果手錶上的健康圓圈尚未串接起來。我們的大腦會怎麼樣？它變得躁動不安。大腦多巴胺開始激發，催促我們採取行動。對完成任務的渴望非常類似於對食物的渴望。我們站起來走路，我們達成一萬步，我們完成了圓圈。我們的追蹤裝置跳出恭喜的訊息，手錶震動，螢幕綻放煙火。觸發點：注意到我們快要達標了。行爲：趕快去做！獎勵：多巴胺獎賞（這就夠了）。眞美味。

事實上，大多數時間我們都不清楚何時會跨過一萬步的終點線，其中的驚喜元素對大腦而言是一項紅利：它增進多巴胺迸發，在加強意料不到的正面行爲之下，讓學習更加牢固。這稱爲間歇性增強（intermittent reinforcement），因爲我們獲得的基本上是隨機獎勵：我們不知道何時會綻放煙火。所以吃角子老虎機才會如此設計：我們不知道什麼時候會中獎。這使得我們一玩再玩。

且慢，這不是導致習慣形成、甚或成癮的相同流程嗎？沒錯，這類隨機獎勵是科學上已知上癮性最強的。

我在住院醫師時期學到成癮的簡單定義是：儘管有不良後果仍持續使用。我已在其他書討論過成癮，所以這裡直接切入重點。我們可能對任何事物成癮，包括一開始是爲了增進健康的行爲，走火入魔以後卻榨乾了我們的生活。你馬上就會看到，測量就是如此。

測量的悖論

我在布朗大學開設的單學期「測量覺察」（Measuring Mindfulness）課程，一開始會請學生寫出他們一天之中測量的事物，他們列出的事項包括早晨要多久才能做好準備、盯著汽車時速表看自己開多快等等。接著我會在黑板寫下：「當一項測量指標變成了目標，就不再是一項好的指標。」

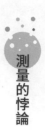

這一般稱為古德哈特定律（Goodhart's law）。英國經濟學家古德哈特於一九七五年寫道：「一旦施加壓力以進行控制，任何觀測到的統計規則性都傾向消散。」[29]這個概念可簡化成我寫在黑板上的那句話。

我們過度專注在測量食物與運動的傾向，正是古德哈特定律的完美範例。我們目光短淺地專注於一個標靶上——卡路里數值或步數。我們用單一標靶替換了原本的大目標，在過程之中疏離自我。我們不再聆聽自己的身體。我們忙於計算卡路里與步數，無視身體對於完成那些步數的反應。我們緊盯著各項數值，一旦達標就很興奮。在過度沉迷於追蹤時，我們甚至只想吃包裝食品，就因為包裝食品更容易追蹤！在計算卡路里時，我們得到一種控制感。

英國《衛報》刊載了一篇文章，標題爲〈太超過的一步？體適能追蹤可能控制我們的生活〉，詹姆斯．泰普（James Tapper）採訪了一名沉迷於追蹤步數的男士。[30]流行觀念認爲每日一萬步有益於身體健康，這名男士馬丁．路易斯（Martin Lewis）則將事情提升到新境界。過去數年來，他平均一天走接近兩萬五千步。他的說法是：「如果我只完成一萬步，我絕對不開心……那是一種執迷。」

泰普同時在那篇報導訪談了運動心理學家喬西．培芮（Josie Perry）博士，她談到曾對受傷的運動員做過研究，並描述了一名研究參與者：「她受傷後第一次回去跑步，在一個美麗的早晨沿著河邊跑，她享受著每一秒。回家後，她把跑步時間上傳到〈健身網站〉Strava，卻看到她哥哥跑的距離更遠，一名朋友跑得更快。她說，她覺得自己是失敗者，所有喜悅一掃而空。」

請注意到喜悅的來源：我們製造了癢處，等搔到了以後便感覺爽快。這種外部獎勵系統和控制錯覺讓我們不再專注於我們的身體，我們忽略飢餓和飽足這類內在訊號。相對於那些讓我們忍不住渴求更多的食物，我們不去注意什麼食物能眞正令自己滿足。我們也忽略疲倦、疼痛和其他過度操勞身體的訊號；相反地，我們專注在掌控感。

就像因爲渴望而進食、而不是因爲肚子餓，我們忽視內部訊號所說的：「你已經連續一個月每天運動了。不要管連續紀錄了！我們休息一天吧。」渴望著完成目標的獎勵，我們信任指標與數值，而不是我們自己的體驗與身體智慧。我們愈是專注在體重、卡路里或步數，便愈是跟身體失聯。測量方法變成了標靶，讓我們錯過大目標。

但這還只是整個方程式的身體部分而已。如同馬丁．路易斯和其他每天早上無法不站上體重計的人所指出，追蹤與達成目標很快便會變成一種執迷。此外，測量我們自身的一切，給予我們的腦袋批判自己的材料。我們鮮少告訴自己：「做得好，你已達成目標！」更常見的是——尤其是在社群媒體提醒我們，其他所有人有多棒的時候——我們責怪與辱罵自己沒有做到更好。在控制感的美味誘惑下，我們困在循環之中，這又導致我們說出管他的，並且更加耽溺於禁忌的事物。

令人心頭一驚的是，當我們未能達成目標，我們會批評自己、心情不好，進而導致更多情緒性進食。當我們把計算卡路里與其他指標當成偶像來崇拜，情況更是雪上加霜，我們不再採信免費且值得信賴的衡量標準，例如我們自己身體的智慧。

我們愈是在生存腦與食物選擇之間設置更多障礙，愈會做出差勁的選擇。我們將在第十一章看到大腦與身體失聯之後會發生什麼狀況。

第 1 部

找出你的習慣迴圈：第1天至第5天

改變飲食習慣是很困難的事，對某些人來說，這簡直就是人生中最困難的事；對某些人來說，更感覺是不可能的任務。**真的沒辦法，我做不到。我已經失敗那麼多次了，連試都不想再試了**。沒錯，如果去嘗試一個注定會失敗的方法，當然每次都會失敗。

若你曾經看過《不可能的任務》系列電影，或甚至看過原本的影集《虎膽妙算》，它們都有一個共同的主題——我們將會要求你做一些看似不可能的事。這是你的選擇，如果你想要拒絕的話就趁現在（但這是一部關於好人去進行不可能任務的電影，所以我們知道你不會拒絕）。就像那句著名的開頭台詞，也許你都能默背出來：「如果你選擇接受的話，這是你的任務……」

我不會要求你做不可能的事，但我要邀請你擺脫那句老台詞「我做不到」，並接受新台詞：「哇，我學了好多關於大腦運作的新知識，也許我可以善加利用這些知識。」當我想要邀請患者或計畫裡的人們去嘗試一些新事物時，我會試著讓氣氛輕鬆一點。我明白他們能夠做到接下來我要請他們做的事，我會微笑著說：「如果你選擇接受的話，這是你的任務……」

在這本書中，接下來我要邀請你做的事得仰賴兩個要素：好奇和疼惜。我們都擁有這兩項特質，在每個章節進行的過程中我會幫助你培養、熟悉它們。我不會要求你做任何不可能做到的事。

所以呢，如果你選擇接受的話，你的任務有三個部分：在閱讀這本書接下來的內容時，對自己保持好奇和疼惜；挑戰自己能否跳脫原有的慣性思考，或者嘗試進行看似不可能的習慣改變；仔細閱讀每一個章節，並且實行書中建議的練習。我建議你花至少三個星期，一天閱讀一個章節，這樣你才能夠徹底理解，然後我要再重複一次，因爲這眞的很重要——要實行書中建議的練習。這是可能做到的。

這畢竟是一本書，所以我無法阻止你一口氣就讀完所有章節。有些人也覺得一口氣看到結局很有幫助，因爲可以大致預期能學到什麼，然後再翻回去，花多一點時間重看每一章，一天看一章，並且實行建議的練習。好好思考一下，用哪種方式最能幫助你消化書中的概念並實行練習。唯有藉由體驗，你才能培育出智慧。如果每天做一種練習是有效的，那很好。如果有時候感覺需要花上幾天、一週甚至是更久才能熟悉某個練習，那就給予自己充足的時間。在過程中，要持續確認自己是否陷入習慣性地期望事情很快發生改變。不時確認自己的期望，看看你能放下多少期待，並專注於任務本身：改變你和飲食的相處方式，建立並維持與自己的不同相處方式。這是可能的任務。

第4章

第1天：歡迎來到21天挑戰

二〇一四年，也就是先前提過我在診所寫白板時醍醐灌頂的那一刻，我領悟到我的患者（也可以延伸至所有試圖改變不健康飲食習慣的人）必須先重新學習關注自己的身體與心理，才能找到打破習慣迴圈的方法。我們要化觀察為行動。要學習新方法，我們必須將知識和經驗結合在一起，唯有如此，才能培育出讓生活變得更好的智慧。將路途中的障礙物標記出來，你就可以在動身出發時先看見它，以避免滑跤、絆倒或迷路。

在開始之前先提醒大家一件事，我跟「當下就吃對」計畫的人們之間常常出現以下對話：他們問我，需要花多少時間才能減重或停止吃消夜。我反問他們加入這個計畫多久了？「兩個星期」，他們說。我又問：「你保持這些習慣多久了？」他們想了一下，然後大多數人的回答都落在三十年到五十年之間（我沒有誇大），甚至有個人回答他的飲食習慣已經持續整整**七十年**了。我讓他們親耳聽見自己剛才說出口的話——**我已經這樣做幾十年了，我加入這個計畫之後過了兩週**。然後他們聽見自己腦中冒出的聲音是：**為什麼這個方法不能更快生效**？他們通常必須聽聽自己嘴裡說出的話有多缺乏耐心，才能退一步跳脫出來看清楚。

如果你也有這類想法，我要請你給自己一點耐心。請你給予自己很多的疼惜，我在後面會教你一些小訣竅。要記得，無論你的大腦對你說了什麼，這些習慣都不是你的錯。如果到了第十一天，你的飲食習慣還沒有完全改變，也不要驚慌，給自己一點時間。這個21天挑戰是爲了重新設定系統，而不是抹除硬碟中的所有資料。我會藉由這項21天挑戰來告訴你如何找到、甚至有生之年都能享有與飲食間的良好關係，但重新設定經年累月的習慣是需要時間的。不過你不必擔憂，如果你的飲食習慣維持了四十年，也不用花到四十年才能改變。我們的大腦必須快速適應這個世界，所以它的學習速度本就很快，而這些技巧則是爲了長久維持所設計的。

你可能會想問：「二十一天改變習慣……我是不是有在哪裡聽過？」沒錯，你大概聽過。也許你是在某篇網路上的健康相關文章讀過，或者聽過某人引述這樣的文章。如果在網路上搜尋，你會找到許許多多「二十一天改變習慣」的相關內容，這就是在網路上搜尋科學事實的危險之處。所謂的二十一天更接近一種幻想，而非現實。事實則是這樣的：整型外科醫師麥斯威爾．馬爾茲（Maxwell Maltz）於一九六〇年寫了一本名爲《第一本改造生命的自我形象整容術》（*Psycho-Cybernetics*）的書，他表示自己觀察到患者進行過鼻子手術之後，大約需要二十一天才能習慣自己的新容貌。接著他大膽地表示，接受截肢手術的人也需要差不多長的時間從失去肢體這件事恢復過來。他撰寫的這本書原是著重在改變一個人的自我形象，而數十年後，網路從中擷取了素材。你瞧瞧！現在二十一天可以改變一切，包含你的習慣。我是在網路上看到的，所以這一定是事實。

到底要花多久時間才能破除無益的習慣或養成有益的習慣，關於這個主題的研究實際上並不多，**優秀**的研究就更少了。[31]這取決於習慣本身，取決於每個人的基因，取決於所處的環境。再加上社會決定因素（social determinants，你可以將它想成是社會習慣），實在有太多雜亂無章的要素，很難進行科學研究。我們無法決定自己的基因，通常也無法掌控自己的社會環境。舉例來說，要求某個沒有經濟能力的人搬離食物沙漠，或者訂購有機食材、奇蹟般地多出空閒時間來烹飪，這些都是說的比做的簡單。

但我們可以掌控的是自己的想法。說到飲食習慣，我的實驗室研究結果顯示，你可以相對快速地改變它。我不會給予任何「只要你採用我的計畫，就一定會……」這種關於速度或結果的承諾。你已經學到許多關於心理運作方式的知識，所以我可以向你保證：你能學會運用自己的心理思維。

不過，為什麼是二十一天呢？在設計數位療法的時候，我發現若要在一項計畫裡教導核心內容，三至四週是一段合適的時間長度。在這段時間裡，我們可以在概念和經驗之間取得平衡——你可以取用適口大小的資訊，並以一定的規律節奏來嘗試它。如果一次吸收太多資訊，你會覺得氣餒，甚至無所適從。舉例來說，「634天挑戰」聽起來吸引人嗎？一點也不。我發覺二十一天是一個合宜的時間長度，足以讓你獲得改變與飲食的關係所需要的知識，於是半開玩笑半正經地引用了這個網路迷因。

藉由質性研究以及經營飲食相關團體（我認為這些團體不只是互助小組，而是團體訓練）多年下來的觀察，我發現，在改變我們與飲食的關係時，有一個特定的過程，可以拆分為三個部分：

第一部分：找出我們的飲食習慣模式及迴圈

第二部分：改變大腦中飲食行為所帶來的獎勵價值

第三部分：找尋更多獎勵行為

這三個部分可以作爲實用的指南，在改變習慣的旅途中爲你立起路標。你可以將21天挑戰想成是將這三個部分再切分成實際且可實行的步驟，每一個步驟都會帶你前進，距離與食物、飲食以及自己的新關係愈來愈近。

這個過程不需要智商高達兩百，不需要厲害的頭銜，不需要特殊技能，不需要少數幸運兒才擁有的某種基因，也不需要出門購買昂貴的器材，甚至不需要使用app。你只需要願意去培養一項最重要的東西——覺察。幸運的是，我們所有人都有潛力可以充分做到；只要我們將原本用來習慣性批判、斥責、懷疑自己的精力節省下來，轉而使用在這裡，就可以讓覺察的能力更加強大。要怎麼做才能轉移那些精力？你得在這趟旅程當中學習溫柔仁慈地對待自己。若要破除無益的飲食習慣、改變我們在「計畫失敗」時責罵自己的習慣，溫柔仁慈地對待自己就有著舉足輕重的重要性。我們之後很快就會開始探討善待自己／自我疼惜這項關鍵元素，不過，現在你只需要記得：若要讓改變成真，必須懷抱仁慈之心，才能讓覺察來幫助我們學習。缺乏其中任一要素都無法運作。不妨將覺察和疼惜想成是夾著果醬和花生醬的三明治——其中一種能提供充滿蛋白質的能量，另一種則會讓咬下的每一口都甜滋滋的。

有時候，你可能會自覺好像不擅長仔細關注自己，或不擅長溫柔仁慈地對待自己。這個過程也許會令人感到挫折，甚至感覺不太自然。不要擔心，你將學會培養這兩種能力，使其成長茁壯。如果你決定接受挑戰，你將學會如何借助大腦來幫助自己邁向成功。

現在：設定目標

第一天：設定目標。任何有意義的旅程都需要一個目的地，現在我們來決定你要前往何處。你想要去哪裡？花個幾分鐘問問自己，你眞正的意向是什麼。當你做這件事的理由不同，你心中的目標也會相去甚遠，所以請問問自己：**為什麼這件事對我來說是重要的**？**我的動力是來自外在因素（如想要達到某種社會標準）還是內在因素（如想好好照顧自己）**？爲什麼對你來說改變是必要的？有哪些事情是你希望能做到、但因爲飲食方面的困難而導致現在的你無法做到？再深入一點想想，眞正值得你踏上這趟旅程的究竟是什麼？

飲食習慣改變之後，你希望會發生什麼事情？我們將它稱爲挑戰目標。下列這些挑戰目標，是我的患者們爲自己設定的：

- 學會享受健康的食物。
- 肚子餓時吃東西，吃飽了就停止。
- 保持健康；無論我的體重多少、是胖是瘦。
- 戒掉清空盤子的習慣（不要只因為盤子裡還留有食物，明明飽了還繼續吃）。
- 不要無意識地吃點心。
- 不要強迫性地吃東西。

- 使用吃東西以外的方式來照顧自己的情緒。
- 吃東西時帶有清楚意識，而非因為內在強迫或衝動。

你的挑戰目標是什麼？把它寫下來，看看你能否將它當作一個理想的目標。我的意思是要將這個目標輕輕捧在手上，就像捧著一隻小鳥，你的手會形成碗狀輕輕扶著牠。這跟用力握住、緊緊抓著希望不放，期待某件事會發生（或不會飛走）有著天壤之別。當你感到迷失、情況惡化或被打敗的時候，就回頭看看這個目標，提醒自己接受這份挑戰的初衷。檢查看看你是否會習慣性地緊抓住某件事不放、勉強做某件事，並提醒自己這只是一個理想目標。深呼吸並回想自己的理想或目的，幫助自己重新敞開心胸去迎向你的旅程。

如果你發現自己列出了一大堆目標，你並不是唯一這麼做的人。我會建議你，剛開始先挑選其中一項或兩項，專注在那上面。接下來，當你選定核心概念且有所進展之後，就能回頭來嘗試其他目標。一口氣嘗試太多目標，會貪多嚼不爛，讓你更容易嗆到，也難以仔細咀嚼、好好消化和獲得營養。

準備一本筆記本，或者拿出你平時用的日誌，寫下你的目標。

現在，你已經進入一個不存在批判的地方。在目標底下列出一份清單，寫下你過去爲了達成這個目標所嘗試過的所有不同方法。在每一種方法旁邊，評分這種方法需要付出多大的努力（零分是無須努力，十分是非常費力）。接著再評分付出這些努力的愉快程度（零分是徹頭徹尾的折磨、應該禁用，十分是愉快到不行，簡直應該分裝成仙丹去販賣）。在本書的後續內容裡，我們將會討論當你和大腦合作以控制飲食習慣時，需要付出的努力會是多少。

第2天：設定你的基準線

賈姬的各種飲食習慣是如何形成的？早年時，賈姬的眶額皮質學到，如果她節制飲食，便能邁向她的目標：成爲骨瘦如柴的葛妮絲・派特洛。節制飲食具有獎勵性。不僅如此，賈姬感到悲傷時，她的大腦更提出無益的建議，說食物可以使她從她的感受中轉移注意力。她的眶額皮質還學到，麻痺情緒好過感覺悲傷，最終導致賈姬在節食與暴食之間來來回回。當她在節制飲食與經常性暴食模式之間的轉換愈加頻繁，這種轉換就愈難維持平衡。賈姬的大腦將這變成一項例行公事：已形成的「習慣」令賈姬持續這些行爲，日復一日，直到她與自己完全失聯。這樣的模式成爲她每日生活的基準線。

賈姬在大約十二歲時開始制定飲食規則，因此奠定了她成人時期基準線的基礎，她是從母親那裡學來的。「我從小看著媽媽和她的飲食規則。她時常實行某種流行的飲食法，接著她會暴食，吃個不停。壞食物是我認爲會讓我變胖的食物，沙拉和茅屋起司（cottage cheese）則是好食物。盡可能吃得更少也是好的。」

賈姬的故事，是所有吃下情緒、節食、暴食、減肥復胖，或者用外貌與飲食來評判自己的人的故事。凡是覺得自己不夠好、軟弱或懶惰，曾被實際捉弄、嘲笑，或曾走在路上時因爲外貌而遭受視線羞辱或品頭論足的人，都會對這個故事心有戚戚焉。賈姬的「失敗」凸顯出我們的社會對於大腦及身體的運作方式所知甚少。

諷刺的是，賈姬告訴我，她開始使用我們的「當下就吃對」計畫，是因爲她想要「變成眞正的瘦子」。在她這一生中，她始終糾結於想成爲0碼的身材。*唯有當你被灌輸一種認爲女性是用來觀看而非聆聽，且女性通常不占空間、無存在感的文化時，對0碼尺寸的憧憬才有道理。**與許多女性一樣，賈姬執意不想占用這個世界的空間。

* 譯注：0碼即size 0，美國服裝尺寸的最小號，紙片人的同義詞。

** 女性「不被看見」的情況甚至更適用於過重的女性。回顧歷史，除少數例外，電視或媒體從不描繪肥胖的女性（這點正在緩慢改變）。此事傳達出的訊息是她們的故事不值得述說，她們的人生比較沒有意義等等。

每次她節食「失敗」、覺得是自己有什麼問題，都只是把那些死結綁得更緊，甚至到了她覺得自己餘生都必須節食的地步。

我很高興地向各位報告，賈姬的故事有了美滿的結局——更準確來說，是一趟持續進行中的旅程，隨著她不斷增進智慧並學會用不同態度和自己相處（「大量的自我疼惜」），她找到了真正的快樂。在本書稍後，你將看到她是如何學會理解身體與心智的運作，以及如何與之合作。更重要的是，她的故事是個象徵希望的故事。她與你或其他人沒有什麼不同，我們都跟她一樣有能力喚醒覺察與善待自己的內在力量，並以自己學會的工具加以運用這些力量。她從看清楚自己的處境開始著手，她必須先找出她的飲食、因應方式與干預模式的基準線。

你也可以加入她，踏上這趟追尋自由的旅程，脫離你已陷入的任何一種循環。

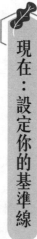

現在：設定你的基準線

在解決問題之前，我們首先得找出問題。如同我在第三章解釋過的，科學家做實驗時會設定一個基準線，如此才能評估實驗對象在不同刺激因素下發生的改變。這也就是我希望你現在去做的事，寫下屬於你自己版本的賈姬故事。不要跳過進度去剖析以前出了什麼錯，或者用它來批評自己人生中「走錯」的每一步。只要寫下你人生一路走來的飲食史重點即可。

以下是一些具體問題，供大家練習時作爲參考。你對食物的最初記憶有哪些？你小時候最喜愛的食物是什麼？它是否與某些特別時刻有關，比如暑假或生日派對？你對食物有什麼情緒性感受？這種感受總是很強烈嗎？你的雙親是否有飲食過量的問題？你小時候是否曾經因肥胖（或太瘦）被嘲笑？你的體重在青少年時期是否起伏波動？你是否曾在某個時候認定你不喜歡自己的外表？你是否曾因爲過敏或想在運動方面表現良好而必須實行某些飲食？你人生中是否曾有過與食物關係改變的時間點？你是否曾在某個人生里程碑之後改變飲食模式（例如約會、結婚、生育、養小孩）？你現在有什麼與飲食相關的習慣？

第6章

第3天：找出你的飲食習慣迴圈

在本書的開頭，你已獲得了關於你的心智是如何運作與習慣是如何形成的大量資訊。從務實的觀點來說，那些概念可以濃縮成爲三件事：**為何吃**、**吃什麼**及**如何吃**。

為何吃指的是促使我們去吃的那股衝動。「爲什麼我現在想要吃零食？」**因為我渴求那個零食**。眞的感到餓了而去吃東西，跟因爲壓力、無聊或僅僅出於習慣而吃東西是完全不同的。

吃什麼指的是我們吃的食物種類。「我是不是想吃點甜食？」高糖分或高碳水化合物食物對我們大腦的影響，不同於更爲營養的食物——無論食物的味道如何。

如何吃指的是我們吃東西的方式。午餐時狼吞虎嚥吃掉三明治，或在看電視、逛網站時無意識地吃洋芋片，而不是坐下來好好吃一餐，會影響我們對於是否吃飽的感受。

我們愈不注意這些要素——爲何、什麼、如何——則愈可能在潛意識中養成不健康、純屬習慣性的飲食模式。

這也就是我對患者傑克的暫定假設。他的故事代表著許多人的故事：他大腦的生存線路跟情緒線路交錯在一起。吃東西不再只是爲了獲取能量以維持大腦及身體系統運作，對他而言更是出於情緒、無聊、對食物的自我放縱，以及種種其他事。不管面前是玉米堅果、義大利麵、冰淇淋或貝果，他處在一種「看見食物就吃」的飲食模式。每當他看到食物，無論餓或不餓，出於衝動的渴望，他都會自動吃掉它。

傑克初診時，在取得他的完整醫療史、確定我沒有遺漏任何生理本質的問題之後，我開始向他分析。我講述了飲食習慣是如何透過增強學習而形成。我抽出一張白紙，寫下**觸發點⇓行為⇓結果／獎勵**。

接著我寫出傑克的習慣迴圈。

觸發點：看見玉米堅果放在碟子裡。

行為：無意識地吃起玉米堅果。

結果／獎勵：滿足那股衝動。

自動化進食行爲的結果有時很難察覺，因爲我們就是沒在注意。這是一個值得夾上書籤的重點，我們在第八章會更加詳細討論這部分。

我和傑克一起找出他的另外兩個飲食習慣迴圈，例如，他對義大利麵的喜愛觸發他在用餐時吃得過多。他的狂吃貝果習慣，有很大一部分是出於環境背景——他會在店內吃一個，回家路上又吃兩個，不是因爲他餓了，而是因爲好吃。另外，憂鬱也觸發他「食物帶來好心情」的飲食習慣，接著我們討論到獎勵型學習程序是如何讓他上癮。他的情況符合情緒性進食——快樂的食物聯想與沮喪的情緒都會促使他吃東西——以及習慣性飲食。即便他已經吃太多、多到不舒服的程度，他還是一再地重複這麼做，這顯示飲食已經有些超出他的控制。

傑克看上去鬆了一口氣，我剛才幫助他理解了比粒子物理學更爲重要且彷彿複雜一百倍的事情：他的心智運作方式。直抵事情的核心其實意外地簡單，卻極爲有力。在我們第一次看診期間，他便已初步明白他的想法與情緒是如何互相衝突。他開始理解他的飲食行爲是股強大的力量，而他的進食方式帶來的結果實際上一再加劇著這些循環。

我們結束視訊看診前，我給了傑克一項簡單任務作爲下次諮商前的作業：找出他的飲食習慣迴圈。我請他著手記下觸發的原因（爲何）、飲食行爲（什麼），以及他進食方式帶來的結果。將我們共同勾勒出的情況連結到未來數週的日常生活，這樣的能力對他來說是很重要的。

以下是另一個找出迴圈的案例，「當下就吃對」計畫的使用者會在社群留言板寫下他們找出迴圈的過程，此爲其中一例：

我理解為何我會用食物來轉移注意力、逃避或掩飾不舒服的情緒，像是憤怒、悲傷或煩躁。誰會希望感受到那些情緒？

觸發點：不舒服的情緒。

行為：吃東西以暫時減緩情緒。

結果／獎勵：仍然必須面對不愉快情緒，外加糖分造成的頭疼！我可以清楚看到我是如何陷入這個習慣迴圈，我試圖用食物來逃避難以應付的情緒，但這終究不是辦法。

請注意，這個人已經能明智地看出習慣不具獎勵性的事實。這是精髓所在，而你將在本書第二部更深入了解。我們先來看另一個成功找出迴圈的故事。

因爲焦慮問題而被轉介給我的羅伯，在我們初診時便快速掌握了找出習慣迴圈的練習。我們首先找出兩個他的恐慌習慣迴圈，然後我請羅伯回家後找出任何其他與焦慮有關的習慣迴圈。等到下次看診，他走進來時，看上去已不再那麼焦慮。

他等不及坐下來便高興地宣布：「嘿，醫生，我減掉了六公斤多！」

困惑之餘，我迅速掃過上次看診過程的記憶，不記得曾經談過減重。我將減重註記爲在他處理好焦慮之後再來談的事項，焦慮是第一要務，也是他所收到的任務。

他跟我說他進行覺察練習的情形。他一直有在做找出習慣迴圈的作業，並一再發現焦慮會觸發他吃東西，而他吃東西時，發覺這對他的焦慮沒有幫助。事實上，由於他心知肚明體重已爲他帶來不少健康問題，這反而使他更焦慮。觸發點：焦慮。行爲：吃東西。結果：更加焦慮。

找出習慣迴圈的練習往往是以上這種情況。有些人一輩子都不明白自己的腦袋是如何運作，就像是在黑暗的房間裡摸索，腳趾頭一直踢到東西，他們似乎記不住那些東西的位置，所以不斷絆倒自己。找出這些習慣迴圈如同開燈；羅伯便是如此。他焦慮了三十年，不明白自己爲何焦慮，試遍了各種方法都無法解決。然而，做了僅僅幾分鐘的習慣迴圈練習後，羅伯便找到了電燈開關。他只不過是找出習慣迴圈罷了，就這麼簡單，不需要意志力，只需找出你的習慣迴圈。

我不希望你以爲找出習慣迴圈是某種奇蹟，它看似簡單，也確實簡單，甚至看似過度簡化了，但其實不然。單是找出你的習慣迴圈之舉動，便具有無比強大的力量。

避開「為何」的陷阱

一旦你開始找尋習慣迴圈，你或許會想要更深入挖掘。你也許想要問自己，到底爲什麼會用食物來回饋情緒需求，或是爲什麼你無法單純地對每天下午三點的巧克力棒

「說不」。還記得電影與電視節目總是演患者躺在沙發上，或坐在諮商心理師對面——週復一週，年復一年——回憶著他們的童年，你或許在想：**難道我們不必將更多自己的情緒生活納入考量嗎？難道我不必追根究柢為什麼我無法抗拒奇多**（Cheetos）**零食的誘惑嗎**？簡而言之的答案是不必。這可是個好消息：要打破習慣迴圈，你大可不必刨出童年的創傷。*你只需要開始找出習慣迴圈即可。這邊要說清楚，了解自己的童年史如何影響我們的習慣、自我意識和成年後傾向是有助益的，但未必能帶來行爲上的改變。在尋找習慣迴圈時，不想深究過去的人就不需要那麼做。

增強一項行爲，總共只需要三項元素——觸發點、行爲、獎勵。用來計算獎勵價值與精確判定習慣將如何改變的瑞斯柯拉—華格納模型，可沒有將「童年」列爲變數。（同樣地，這也有點複雜，稍後再詳談。）

我的許多患者都受困於企圖解決、修復或逃避觸發點。是的，我們的過去很重要——畢竟過去在很大程度上塑造了今日的我們，無論是好是壞——不過，「爲何」就只是負責觸發習慣性行爲而已。這些原因發動了車輪，但不是推動車輪持續前進的力量。

找出飲食習慣迴圈或許不會像是在探究你的心靈深處。在你收集到足夠的自我資料與學會本書稍後將談到的情緒調節技巧之前，若要改變這些習慣，你只需要深入到這種程度就可以了。這是眞的。如果你正在探索叢林裡這條或那條小徑通往何處，你不需要成爲一名能夠說出沿途每一種樹木名稱的植物學家，你只需要能夠辨認自己所在之處。「喔，那是那棵樹幹歪歪扭扭的樹。」「我就是在那裡左轉抵達溪流。」你的心智也是一樣的道理。你不需要知道是哪些神經傳導物質在迸發，便能產生想法。

了解到多巴胺涉及學習，**可能**讓你興奮地迸發多巴胺，但你不需要知道這點便能學習。多巴胺迸發能讓你產生特定的感覺（興奮），並將你導往某個方向（不安的渴望），這個認知會幫助你警惕大腦何時即將把你拖向你會去過、但未必想再涉足的道路。而這是有幫助的，能協助你保持在正確的道路上。

我會努力確保你能得到所需的一切資訊，稍後，我們將討論你該如何運用所學的一

＊ 不過，這個問題比簡單的是非題來得複雜許多。稍後我將談到如何區隔與因應創傷所造成的習慣，以及如何將你在此處所學應用其中。

切，對自己產生更多信任。

因此，不要掉進「為什麼會這樣？」的兔子洞；你應該先從找出自己的習慣迴圈著手。什麼事物會觸發？產生什麼行為？造成什麼結果？

現在：找出你的飲食習慣迴圈

試著勾勒出你一整天下來的飲食習慣。請在網址列輸入 www.mapmyhabit.com（它會將你重新導向我創建的網站 drjud.com），你會找到可列印的習慣迴圈 PDF 文件，下載後即可開始填寫。假如你平常沒空即時記錄，也可以在睡前回想一天下來的情況，並寫下來。回溯你每次吃東西的情況。是受什麼事物觸發？有什麼樣的飲食行為（例如盲目吃零食、壓力／情緒性進食、過食）？造成什麼結果（例如短暫解脫、吃太撐、倦怠、失望、羞愧）？觸發的事情可以很簡單，像是「我很無聊」或「我終於撐過今天了」，也可能很複雜，像是失去所愛之人或某段關係結束所帶來的漫漫哀傷。

我會建議你在繼續進行下一步前，盡量多花點時間去找出習慣迴圈。有些人或許只花一天便看出自己爲何吃（觸發點）、吃什麼與吃的方式（行爲）。你也許覺得找出你的觸發點、行爲與結果簡直輕而易舉，又或者有些習慣迴圈在你看來很明顯，其他的則埋在表層下，等你準備好要面對時才會冒出頭來。我算稍稍了解人類的天性，我們總是想要盡快取得解決方案，所以我要在此註明這點，以便你之後回來查看：**如果你囫圇吞棗地讀這本書，急著看後面寫什麼**，請在這裡夾個書籤；等你讀完整本書卻感覺沒有獲得想要的東西時，再回來重讀這段。

改變不是一種知識性的練習，唯有直接體驗才能得到智慧，不要在找出習慣迴圈時操之過急。

第7章

第4天：你的身體智慧

我們在打破習慣迴圈時遇到的最大挑戰之一，是我們不擅於傾聽自己。在短篇小說〈憾事一樁〉（*A Painful Case*）裡，作家詹姆斯．喬伊斯（James Joyce）寫道，主角達菲先生「住在離身體有一點點距離的地方」（lived at a little distance from his body）。喬伊斯早在一九一四年就發表這篇小說，但我想不到更好的措辭來形容現代的情況。我們似乎跟身體分居，將它當成有血肉的機器人，唯一目的是運載我們的大腦。這使得我們困在舊的慣性中，更重要的是，使我們難以聆聽自己的身體，不懂身體正試圖告訴我們些什麼。

我們的身體是一種資訊高速公路，傳輸各式各樣的信號到大腦。想想看，你的身體正用各種不同方法讓你知道周遭世界與內部世界發生的事情。五官帶我們航行穿越時間與空間。我們有嗅覺神經元，會被空氣裡的氣味活化，這些神經元是嗅覺的關鍵，其重要性使得它們成爲唯一可以（經由篩板〔cribriform plate〕）直達腦部的神經元。我們的舌頭、臉頰，甚至食道，都有專門的味蕾——更正式的說法叫做味覺細胞。它們會與食物、飲料裡的化學物質及元素互動，讓我們接收到五種不同味道：鹹、酸、苦、甜與鮮味（英語拼寫爲umami，借用自日語）。我們的身體需要感應血液裡氧氣、二氧化碳和其他化學物質的濃度。我們的器官各有特別方法來監視我們的內在環境，從膀胱漲滿到胃部空空等。

這些各有不同的受體功能，幾乎全都是用非常雷同的方式讓我們進行增強學習：它們提供回饋。如果你的血液二氧化碳濃度過高，腦幹的一個區塊——確切來說是延腦的腹外側區——會發送回饋信號，告知大腦加速活動，於是你開始呼吸急促或大口呼吸。假如你吃到太燙或太辣的東西，你可能也會呼吸急促，這是因爲收到「嘴巴著火」的回饋信號。若你的膀胱漲滿，不適感就會給你回饋：該上廁所了。

然而，我們經常性無視身體信號，忽略身體所發送的訊息與信號變成一種習慣。深夜十一點半了，你坐在沙發上剛看完一集你最喜歡的電視節目。網飛（Netflix）或亞馬遜（Amazon）自動跳出下一集，你的眶額皮質必須做出決定：「我該怎麼做？」你的身體說：「你在打哈欠了，眼皮感覺沉重，剛才還打翻了茶。我還要用多少方式叫你關掉電視去睡覺？」這是你的生存腦該做的正確舉動。然而，實際情況是，當我們處於低能量模式之下，我們無法動用大腦的邏輯部位，因此習慣模式接手，我們聽見一個聲音說：「你昨晚熬夜了，你現在還不是活得好好的。再看一集啦，來看吧。」

自小學五年級便經歷過焦慮與恐慌發作的羅伯解釋：「人生的前四十年，我盡其所能去脫離我的身體，可能是出於極端恐懼、不安，或者自我憎恨……總之我討厭我的身體，所以做了一切事情以避開它。」以下這件事說明他的回饋有多麼強烈：羅伯刻意不在家裡放任何鏡子，這樣就不必看到他自己。

羅伯對鏡子的迴避並不是眞正的解決方案，相反地，這是短期治標方法的案例，這些方法幫助我們暫時避開愧疚、羞恥與自我憎恨等更加嚴重有害的問題。比如，我們可能因爲兒童、青少年或年輕成人時期發生在自己身上的事情而抱有罪惡感，即便那些是我們無法控制的事；而這會餵養我們在自我認同方面的羞恥感循環。這種愧疚／羞恥循還會互相餵養，可能因此變得牢不可破。就像我的患者學會用增胖來避免男性的騷擾，或者和賈姬與羅伯一樣，我們可能學會用吃東西來撫慰自己。然而，也就像賈姬、羅伯與其他許許多多人一樣，這可能導致我們對自己的外貌、對自己這個人感到更加羞恥，並在我們無法停止這些飲食模式或減重時感到愧疚。我們的自我觀感不公允地被包裹在我們的外貌（以及這個社會希望我們擁有的外貌）之下。因此，我們開始疏遠自己，用盡一切方法擺脫我們的身體。我們與身體失聯，也與自己失聯。

「當下就吃對」社群的一名成員寫道，她對自己的身體感到陌生且未知，她始終不曾對自己的身體感到自在。其他人則描述他們感覺失去了掌控權、與身體脫節，無法信任自己的身體會向他們發送有意義的信號。

我們已在本書第一個部分討論過，人天生會趨近愉悅的事物與體驗，並避開痛苦的。例如，假使你不小心碰到熱爐子，你想都不必想就會把手抽走。事實上，我們身體具有保護我們安全無虞的精密設計，「啊，好燙！」的信號根本不必抵達大腦，肌肉就會收縮、讓手遠離爐子。我們手指的感覺神經元發送信號，經由脊髓傳達到手臂的運動神經元，神奇地讓我們在知道發生了什麼事之前就已經行動了。大腦之後才來評估狀況，做出爐子確實很燙的結論。

我們經常借助外力來取得自己身體狀況的資訊。你是否曾經在網路上或手機上查看天氣以確認真的在下雨，卻沒向窗外看一眼？我們在決定什麼對身體才最好的時候也這麼做。我們查看app，期待這東西告訴我們現在是不是應該要餓了。我們一心想要實行由「專家」或當今社會氛圍所制定的飲食計畫，徒然拉開我們與身體之間的距離。我們拚命執行這個或那個流行飲食或趨勢，然後因無法堅持下去而責怪自己。關於這些情況的實際樣貌、可能到達什麼樣的嚴重程度，請見以下例子。

安妮的故事

安妮在五十五歲左右時來到我在醫學院的飲食團體，她很擅長描述她的食物體驗。她說到了每個人的心坎裡，以至於在故事結束後，房間裡的每個人不僅點頭稱是，甚至都快要從椅子上跳起來。那番景象如同勵志電影裡有人（好吧，坦白說幾乎都是男人）

發表了激動人心的演說，聽眾們不禁紛紛起立鼓掌叫好。

在一次聚會上，安妮講述了她數十年來活在牢獄中的故事——她親手打造並囚禁自己的牢獄，一個**食物**牢獄。

安妮的故事要從童年講起，她的母親是美國《時代》及《生活》雜誌的記者，也是一名美食料理家。這是一場名爲完美主義的比賽，而安妮的母親身兼教練與裁判。在安妮的成長過程中，她總是要求安妮做到最好，甚至叫她重寫得到「B」的學校報告。對了，修改過的報告僅供她母親批閱——學校教師不會看到，因爲教學已前進到其他主題。母親要求安妮做到完美，才能前進到下一步。

爲了追隨母親，安妮視完美主義爲掌控自己人生的一種方式。二十幾歲時，她開始變胖。求知若渴的她開始看一本又一本的書，想知道如何控制自己的飲食。

她設立了一套食物規則，她的清單由典型的「好人」與「壞人」所組成：吃這個，不要吃那個。遵守這份規則，你就會沒事。「我的清單上一度列出了總共七十四種食物，」她告訴我，「無油、無鹽、無糖，不吃速食，一切食物必須在家裡自煮。」

她精細管理吃進嘴裡的每一口食物，在上午十一點整仔細數出七粒杏仁，將羽衣甘藍沙拉秤重，避開糖分……直到下午四點，她完全失控。起初因為家裡不准有垃圾食品，她會用湯匙舀美乃滋吃（有時配著火雞肉片）。後來，等她自己有錢以後，她會扯開一盒盒的穀物脆片，從她偷藏的地方找出整包義大利麵（「一定要是白麵粉做的才行」），然後「用最快速度吃完，而且**總是**邊吃邊盡可能不去想這件事。」你可以想像，這種挫敗讓身為求好心切之「A型人格」的安妮感覺失控、深深地自以為恥。

安妮在數十年間都遠離著她的身體。她將所有精力投注於找尋專家的正確建議、可供遵守的正確規定，她的地下室有成堆的營養與減重書籍，但沒有一本幫上忙，她買的每一本新書不過是她的大腦糖果——包裹著承諾的糖衣，讓她得不到滿足而渴求更多。她試圖堅持的每次節食、每項指導原則、每條規定，只是讓她距離自己愈來愈遠。你跟身體距離得愈遠，就愈難聽見它的信號。這種情況持續愈久，就愈難辨認信號，你也愈難記住那些信號要告訴你的東西。

藉由分散注意力、以某種方式和自己保持距離，我們可能陷入習慣性地花許多時間遠離自己。如果我們總是如此，當我們感受到某種感覺時，便很難知道身體在告訴我們什麼。一旦接收到不熟悉的感覺，便無法獲悉其意義。我是餓了，或者只是壓力很大？

我們花在遠離身體、無視其訊號的時間愈長，愈會將這種對自己的漠視變成習慣。假如想要讓飲食回歸正軌，我們就必須在身體訴說它需要什麼時加以傾聽。

現在：注意你是如何忽視身體信號

試著用一整天的時間，看你能否注意到你忽略身體發送給大腦信號的各種方式。你是否以某種方式忽略你的膀胱、你的胃或你的身體？即便你已感覺心悸，卻還是喝下第三杯咖啡？強迫自己坐在電腦前，雖然你的身體說該起來伸伸腿了？就算已經在椅子上不小心睡著了，也不想上床？

你可以用前面提過的「習慣迴圈地圖」或單純一張白紙來做這項練習。不必太過專注在觸發點，因爲當我們長時間忽略一項信號時，觸發點已不是那麼重要。相反地，請專注在行爲與結果／後續影響。在每一個案例中，當你忽略一項身體信號時，你的身體有何感覺？

你愈是詳盡地體會這些感受，愈能復甦與增強你的覺察技能。利用這項練習來培養覺察，將帶來第二種作用：重新學會聆聽身體的信號。你甚至可以連續兩天重複這項練習。發現自己忽略的身體信號後，靠近去細細體會它們是什麼感覺，你就能更輕易地辨認它們。假如你感到得心應手，不妨進一步看看，當你聽從（而非忽略）信號之後會發生什麼事。

第8章

第5天：辨認你的衝動——是飢餓還是其他？

渴望

快問快答：在北美與歐洲各國，最常激起人們渴望的物質是什麼？如果你回答巧克力（包括含有巧克力的食品），答對了。你或許還記得讓食物更令人渴望的因素——它們通常具有鹽、糖和脂肪組成的神奇極樂點，會發送訊號給身體說我們口中的東西富含熱量。

渴望食物不能與一般的飢餓感混爲一談。飢餓的重點在於攝取熱量，吃了東西後，飢餓感便消失；渴望則著重於對某種特定的東西嘴饞。「我的肚子在咕咕叫，我想我應該吃點東西。」「我現在一定要吃到巧克力！」這兩者天差地別。

對食物的渴望有許多不同的測量方式，簡單類比量表是用零分到十分來評分渴望。較爲花俏的方法，則是將「狀態渴望」與「特質渴望」區分開來：此時此刻（狀態）與通常會發生什麼事（特質）。舉例來說，科學界最常使用的量表是食物渴望問卷（Food Cravings Questionnaires，簡稱FCQ）。[32]食物渴望特質問卷（FCQ-Trait）則是測量**通常情況下**的食物渴望頻率與強度，包含以下項目：

- 我發現自己滿腦子想著食物。
- 一旦我屈服於食物渴望感，便會完全失控。
- 食物渴望感總是會讓我想方設法得償所願。
- 假如我渴望某樣東西，就會被吃的念頭所吞噬。

請注意，最後一題甚至凸顯出我們有多常使用食物類比、形象和明喻來描述我們的心理狀態——吃的念頭**吞噬**了我。

食物渴望狀態問卷（FCQ-State）測量的則是這個當下、**此時此刻**的食物渴望強度。舉例來說，根據受試者的回應類別，包括「強烈不同意」到「強烈同意」，涵蓋了以下項目：

- 我現在有吃（一種或以上特定食物）的強烈欲望。
- 我現在渴望（一種或以上特定食物）。
- 我有一股衝動想吃（一種或以上特定食物）。

你可以在這份食物渴望問卷看到，其中的**強烈欲望**、**渴望和衝動**都是相當模糊的概念。然而，我們所有人似乎都能知道自己何時升起了一股衝動／渴望——請注意，食物渴望問卷模擬現實生活，交錯使用**衝動**與**渴望**（甚至**欲望**），這些不同單字都在形容相同體驗。以大腦角度來看，暗示或觸發點導致前額葉皮質與腹側紋狀體（ventral striatum）分泌多巴胺（很可能還有其他神經化學物質，例如腦內啡），因爲我們預期吃某項食物就能得到獎勵。腹側紋狀體包含依核（nucleus accumbens），這是大腦獎勵系統涉及的核心區域。[33]在意料之外的事情發生時，多巴胺會率先分泌，這是增強學習幫助我們記住食物來源地的方法。當我們記住去何處尋找食物之後，多巴胺便會從提醒食物來源地轉爲敦促我們去取得食物。這就是不安、難耐的渴望產生的由來。我們腦中一想到巧克力，接著便渴望想吃。那還只不過是一個念頭而已。一旦我們明白自己喜歡巧克力（或是任何欲望目標），多巴胺便催促我們離開沙發，走進廚房。多巴胺說：「你知道你有多麼喜歡巧克力。你還在等什麼？去拿啊！」

請注意喜歡與渴望之間的巨大差別，[34]我們的大腦老早將這兩種程序區分開來。愉悅，亦即我們對一種食物的喜愛程度，已被連結到依核的「享樂熱點」，這可能涉及腦內啡與內源性大麻素（endocannabinoids）。這些腦部化學物質會與鴉片類藥物和大麻素受體結合，也就是與海洛因和大麻結合的相同受體。內源性大麻素是我們身體回饋系統的一部分，協助維持不同系統之間的體內恆定。內源性大麻素於一九九〇年代被發現，有助調節諸多生理功能，從食慾、消化、疼痛感、情緒到睡眠。或許你聽說過所謂的「跑者高潮」（runner's high），在痛快的跑步或劇烈運動後出現一種愉悅感，感覺天人合一。研究人員認爲這是因爲腦內啡的分泌，但近期研究發現，你或許要感謝不必捲來抽就會產生的內源性大麻素——這些神經傳導物質可不會在大麻毒品檢測中顯現出來。[35]比起喜歡，多巴胺跟渴望比較有關。推動我們「起身去拿」的多巴胺，促使我們採取行動。

喜歡 VS. 渴望

現在，請花一點時間探索你的喜歡與渴望之間的差異。

先從簡單的開始吧，想想衣櫃裡頭你喜歡的一件襯衫或毛衣，注意你思及它時的愉悅感。

現在，想想你喜歡的食物種類，它會自動觸發現在就吃的衝動嗎？或者你可以保持在只是喜歡的感覺？

要我猜的話，想到你喜歡的食物項目可能觸發一股衝動或渴望。爲什麼你衣櫃裡掛著的各件單品不會使你產生相同感受？這個嘛，因爲你已經有了那件衣服——它爲你所擁有。若你想要更深入探索喜歡與渴望，不妨想想那件你看到別人穿過而你很愛的衣服，或者那件購物型錄上你中意但還沒入手的。你現在可以感受到那股渴望的衝動了嗎？

渴望的感覺可謂捉摸不定，你可能很難注意到渴望是什麼感覺，尤其是如果我們和小說中的達菲先生一樣，住在離身體有一點點距離的地方。還記得傑克與他每次都要吃一大堆的玉米堅果嗎？當我問他爲什麼會一直吃個不停，他回答：「我會得到短暫滿足。」不過他回答的方式讓我忍不住想，究竟滿足是來自於吃零食本身，還是來自解決了一看到零嘴就自動要吃的衝動。或許是感覺到我的好奇，又或許是他也聯想到自己先前談及的盲目飲食，傑克接著說：「我的大腦與身體絕對是失聯狀態。我花了許多時間在大腦，卻跟身體沒有共鳴。」

傑克的處境是一個好例子，展示了我們被觸發去吃東西時該怎麼解決。我們可以將覺察帶入這些時刻。飢餓信號發自胃部，所以，將你的意識放在胃部，然後自問一個簡單問題：「我餓了嗎？」如果你跟胃部完全失聯，或者仍然有食物／情緒搭錯線的困擾，別強迫自己不吃東西，想吃就吃吧——但是，在吃的時候要密切注意。此時食物是直接掉進空蕩蕩的胃袋，提醒著你已經好久沒吃東西了？還是默默進入已經很滿——至少不是空蕩蕩——的胃部？

不要去想，而是去**感受**，向內感受你的身體。

傑克的任務就是這個。他開始注意自己亂吃零食的行爲。在他第一次回診，也就是初診的兩週後，傑克跟我說他最近一趟開車出遊的情形。他和太太結束度假並開車回家，他的太太打包了一些杏仁，當作沿途的零食。他愛吃杏仁。他持續留意著自己是餓了、還是出現自動化進食的衝動。他是眞的想吃嗎？他看到杏仁，但沒有自動化去吃，而是不斷審視自己是否餓了。兩個小時後，他注意到自己餓了，於是他吃了幾顆，就少少幾顆而已。

他說：「探索我的身體感受必須花一番努力……我正設法重建聯繫。」

「當下就吃對」計畫的一名成員在感受身體的渴望時遇到了困難，她告訴我：「我的渴望似乎源自於我的想法。負面想法、關於食物的**念頭**、各式各樣的心思。但就是沒有身體感官。」請注意，這個人特別強調了關於食物的念頭，那是我們大腦最擅長的：想事情。可是，大腦沒有任何感覺神經元，這就是爲何神經外科醫師可以爲淸醒、沒有麻醉的患者進行腦部手術。我們的大腦無法感受飢餓，它將胃部發出的信號詮釋爲飢餓感，但是大腦自己並不會咕咕叫或攪動。

在我們不再跟身體住得有一點距離，而是搬回去住、重拾身體意識之前，感受身體的渴望都會是一項挑戰。

我們難以辨認渴望的另一個原因是負增強。渴望並不是愉悅的，其設計即是如此。多巴胺激發讓我們日子很難過，除非我們對所渴望之事付諸實際行動。因爲我們知道渴望的感受——不舒服——我們大腦的負增強程序便啟動了。出現不愉悅的衝動？想辦法趕走它。因此我們寧可盡快沉溺於那項衝動。我們愈是這樣做，便愈是熟習這種行爲。我們愈來愈擅長、愈來愈快去滿足渴望的衝動，學會把糖果放在桌子抽屜裡，這樣就不必走去茶水間。

當然，我們都明白試圖忽略或抗拒渴望時會是什麼局面：凡你抗拒的，就會持續。事實上，渴望不僅揮之不去，甚至還會繼續壯大。像是癢處會愈來愈癢，直到我們去抓爲止，那種渴望會讓我們覺得如果不趕快滿足它，腦袋就要爆炸了。賈姬稱之爲渴望怪物。如果我們對抗或企圖忽略渴望怪物，它會愈變愈大隻、愈來愈吵鬧，直到我們終於屈服。

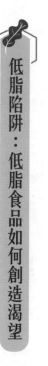

低脂陷阱：低脂食品如何創造渴望

你有沒有注意到低脂食品讓我們不斷渴求，一吃再吃？這是因爲全脂食物才會讓身體感到飽足。低脂食品經過加工、抽走脂肪，我們不會感覺飽足，即使我們已吃進熱量。

有趣的是，低脂食品運動可以上溯至一九七七年，美國參議院營養與人類需求專責委員會（Senate Select Committee on Nutrition and Human Needs）發表了一份報告，建議美國人減少攝取脂肪，增加攝取複合碳水化合物，以預防糖尿病、心臟病和中風。36 這在當時聽起來相當科學且理性，對食品業來說尤其中聽。爲什麼？這個嘛，如果你去除脂肪，勢必得用其他東西取代，只不過那個東西正好是糖。由於政府對玉米的補貼政策，高果糖玉米糖漿便宜到跟不用錢一樣。無論是低卡、清淡版（light）、低脂或脫脂，這些一般食品之外的各類替代品已經證實糖分含量往往更高。37 無論是我們有意識地允許自己吃下更多這些替代性食品（「反正是低脂的！」），或是因爲這些食品並未提供我們身體脂肪、蛋白質、纖維和碳水化合物的天然組合以發出飽足信號，糖分確實會讓大多數人不斷渴求。

飢餓測試

如果你困擾於無法分辨自己究竟是眞的餓了或只是渴望，你並不孤單。重新校正與整合身體及意識是非常重要的一步。診所裡的暴食症女性患者小組讓我靈光乍現之後，我開發出了以下流程。我從診所患者的實時回饋中抓出關鍵概念、筆記在白板上，以此擬定了我們後來所稱的飢餓測試(hunger test)。

飢餓測試是專爲重新理清身體及大腦之間的糾纏線路而設計。這項測試可以幫助你詮釋自身的信號，好讓你能夠分辨情緒型渴望、眞正的飢餓，以及單純的習慣。

假設你不知道自己是餓了、壓力大或是有其他事，飢餓測試由一個簡單問題來開頭：「你是餓了才想吃零食嗎？」

我們吃東西的主要動力來自於飢餓，這稱爲代謝性飢餓（homeostatic hunger），亦即每個人肚子空空時會有的熟悉感覺，你可能覺得無精打采、難以專心、暴躁易怒，甚至頭暈。

吃東西的第二種動力是後天習得的，我們在有情緒的時候吃東西——在這種情緒／食物關係中，我們基本上是在吃下情緒。如同我先前所提，這稱爲愉悅感飢餓。[38-40]愉悅感飢餓的面貌有成千上萬種，我們可能都經歷過情緒／食物關係。以我的一名診所患者爲例，她的母親最近搬來同住，讓患者感到「有一點點」壓力（意思是壓力很大）。她發覺自己開始用甜點，尤其是餅乾來舒緩壓力。就像羅伯往往用速食來紓解壓力一樣。

當一個人浮現對吃的欲望，要分辨眞餓與假餓並不容易。

因此，飢餓測試的第一步是幫助你辨認吃的衝動是來自於飢餓、情緒或習慣。

第一步／符合的項目請打勾：

- ☐ 容易發怒或沮喪
- ☐ 胃部空空的
- ☐ 不知所措
- ☐ 暈眩或頭暈
- ☐ 頭痛
- ☐ 情緒不穩
- ☐ 緊張
- ☐ 難以專心
- ☐ 肚子咕嚕咕嚕響
- ☐ 無聊
- ☐ 逃避某事
- ☐ 躁動不安
- ☐ 疲累

☐其他

請注意，其中有些項目必定屬於飢餓，例如，肚子咕嚕咕嚕響是代謝性飢餓所獨有的。至於難以專心，可能是胃部空空帶來的結果，但壓力亦可能造成難以專心。

以下是上述項目製成的表格，顯示出不同原因類型的重疊情況。

因爲檢查清單上的不同項目間有許多重疊，我們需要一個方法來分辨吃的衝動是由哪一種原因類型所引起的。舉例來說，如果我們感覺暴躁易怒，可能是壓力／焦慮的徵兆，也可能是飢餓。

	壓力／情緒	習慣	飢餓
無聊		X	
逃避某事	X	X	
躁動不安	X		
緊張	X		
不知所措	X		
難以專心	X		X
情緒不穩	X		X
頭痛	X		X
容易發怒或沮喪	X		X
肚子咕嚕咕嚕響			X
暈眩或頭暈			X
胃部空空的			X

你要如何在不同類型之間權衡輕重，也就是如何確定何者分量較重？最簡單的方法是記下你上次吃東西的時間。如果你剛吃過沒多久，肚子還很飽，而你還是暴躁易怒，你就可以在此刻暴躁情緒的可能原因中刪掉飢餓。

下一步是檢查你最近一次吃東西的方式（以及吃了多少）。

第二步：你上次吃東西是幾個小時之前？（零小時到五小時以上）

第三步：回頭看一下第一步的清單，加總每個欄目的打勾數。打勾最多的欄目可以成爲一項指標——至少可以幫助你辨認——吃東西衝動的最可能原因。假如兩個欄目的分數很接近，就使用第二步來分出勝負：如果你才剛吃過，壓力／情緒類型獲勝；若你已經一段時間沒吃東西了，則飢餓類型得到決勝分。距離上次進食四到五小時可作爲判斷的基準，不過可能因人而異。

我們在研發「當下就吃對」app時發現，讓我們大腦與身體重新連線似乎是不可或缺的，於是我們在app加入飢餓測試，讓人們在參加的第一天就進行測試（在app之中稱爲壓力測試）。我們設計的演算法會根據使用者的答案算出綜合分數，並根據人們上次吃東西的時間自動權衡出符合的類型，其目的是要幫助人們培養覺察，同時能更快、更準確地獲知他們吃東西的觸發點是什麼。覺察之於習慣，如同酵母之於麵包：它是產生改變的基本成分。飢餓測試是人們開始將覺察灌注到自己生活中的一種簡單方法，以下是人們將這個方法應用在現實生活中的反應：

今天我做了壓力〔飢餓〕測試，眞的有效。以前我被節食弄得焦頭爛額，我覺得我必須十分注意飲食，以至於過了六或八個月左右，我便精疲力竭。我認爲壓力測試幫助我將注意力放在身體與情況之上，而不是食物／健康選擇等。我遵循「當下就吃對」的建議，最後，我能感受到眞正的飢餓，並且想吃健康的食物。眞是美好的一天！

經過那麼多年限制熱量的節食之後，我已經搞不清楚眞正的飢餓感與焦慮所造成的渴望。壓力測試幫助我回想上次吃東西是多久之前，以及我是不是眞的餓了。以今天爲例，我覺得我在對抗渴望，但飢餓測試讓我想起從我吃完午餐已經過了四小時，我大概是眞的餓了。

在本書第二部與第三部，你將學到一些幫助你因應衝動的工具與練習方法。

現在：進行飢餓測試

一整天當中，當你在正餐之外的時間有吃東西的衝動，請開始進行飢餓測試。遵循第一步到第三步，判斷你的衝動究竟是來自飢餓或其他原因。假如你的習慣是把事情做到最好，想要全力以赴，不妨每次一有吃東西衝動時就進行飢餓測試。測試花不了多少時間，而你愈常練習，便能愈快重新校正、愈能對假餓與眞餓信號分辨自如。

第2部

用覺察打斷你的習慣迴圈：第6天至第16天

在「21天挑戰」的第一部，我們將重點擺在爲什麼吃、吃了什麼與吃的方式。爲什麼我會去找東西吃？我找來吃的是什麼種類的食物？我是怎麼吃它的？我是餓了，還是感到壓力、無聊、寂寞或以上皆是？另一個重點則是如何找出自己的飲食習慣迴圈，將光芒引入習慣的暗室。上述這些幾乎全都要仰賴一件事：覺察。在過程中善待自己，可以幫助我們打開心胸去學習及改變，爲我們浪費在習慣性自我批判或懷疑的能量找到新的用途。在第二部，我們將學習利用覺察來加速推進改變的過程。

想要戒菸的人去找醫師，卻被告知繼續抽菸，這聽起來有些奇怪。在醫學院，我學到用「5A」幫助患者戒菸：詢問（Ask）、建議（Advise）、評估（Assess）、協助（Assist）、安排（Arrange）。這仍是今日的標準。[41]我們應該敦促患者戒菸，（在適當範圍內）開立戒菸藥物處方箋，安排他們在理論上的戒菸日期的一週之內回診。問題是，這一套實在沒什麼效果。當我開始研究其原因，這才發現應該要有第六個——或許不止——更爲重要的A：覺察（Awareness）。

由神經科學角度來看，擺脫無益習慣的唯一方法是專注在其獎勵——或不具獎勵。（還記得瑞斯柯拉—華格納的正向與負向預測誤差嗎？）於是，我開始採用一種看似邪門歪道的方式，叫我的患者繼續抽菸，但我也要他們在抽菸時注意當下的感受。什麼?!醫師叫我抽菸?我的實驗室進行了一項隨機對照臨床試驗，結果發現教導人們注意香菸的味道和氣味（同時教他們運用正念去平息渴望），比黃金標準治療的效果高出五倍以上。[42] 計畫中的一名成員用一句話來總結：「今天我抽的每支菸都很噁心。」這就對了。如果我們追隨神經科學，一路追溯到源頭——眶額皮質與獎勵價值——我們便能破除各種不健康習慣（吸菸、飲食、擔憂、拖延等），同時建立更健康的新習慣。

第一部是奠定改變的基礎。在第二部，我們要讓改變成真。如果我們強迫進行改變，便是在對抗大腦，因爲我們的大腦不喜歡改變。在大腦看來，當事情變得不一樣，便是潛在危險的信號。想想我們祖先在大草原覓食的情景，如果他們冒險走入未知領域，便無法確定是不是有老虎藏在草叢裡伺機要吃掉他們。因此，他們在探索時提高警覺，仔細搜索該領域，直到確信那裡不是老虎的地盤。這正是何以在數千年後我們依然對新事物感到緊張，倒不是說新事物必然是危險的，但我們的生存腦不知道這點。我們剛開始很謹慎，必須親自確定我們嘗試的東西不會傷害我們。隨著時間過去，行爲變得熟悉，甚至舒適。這就是**舒適圈**（comfort zone）一詞的由來：對我們的生存腦來說，舒適和安全劃上等號。我們的目標就是要讓專注進食成爲你舒適圈的一部分。

如果你想知道，這裡先預告一下第三部的內容：另一個更爲廣大的目標是讓改變本身變得更舒適。當你走出舒適的洞穴，大可不必立即踏入「恐慌圈」，而是可以學著對改變本身感到熟悉、舒適。比起恐慌圈，你可以走入你的「成長圈」，學著在那裡待久一點，慢慢發現學習與成長未必很嚇人；相反地，成長本身就可以是一種獎勵。

在第一部，我們的重點大多放在「什麼」——你吃了什麼。在第二部，針對你吃了什麼，我們將深入探討「爲何」與「如何」。我甚至可能建議你繼續吃那些禁忌食物，如同我建議患者繼續抽菸一樣。我將介紹一些可用的工具，幫助鍛鍊你的意識去留心當下、而不是滑進自動或預設模式，好讓你在食物方面做出符合你的身體與大腦實際需求的明智選擇。接著，我將向你說明如何運用專注力更有意識地進食，讓你能體會到哪些食物令人滿足、哪些則令人反感。

現在，密切注意下一句話。假如你不投以注意力，就眞的、眞的很難改變你的習慣。但若你將注意力投注其中，你的習慣將就此永遠改變，而且可能比你想像的更爲容易。

第9章

第6天：專注的力量

你有過這種經驗嗎？你在清理晚餐餐盤時，一邊收聽真實犯罪案件的播客節目。孩子們什麼時候才能學著把飯菜吃光？他們把一半晚餐留在餐盤上就不吃了。你聽著主持人對冷血犯罪案件抽絲剝繭，低頭一看，孩子們的餐盤竟然清空了。你像人類廚餘機一樣自動吃掉了他們的剩菜。

我敢打賭，你一定對類似情況下想去撞牆的感受相當熟悉。但如果你有專心的話，這類情況完全可以避免。

我確信你一生中必定被很多人告誡不要恍神——無論是老師逮到你在他講解分數時看向窗外，或是你們行駛在強風路段時，另一半叫你小心。又或者可能是你腦袋裡許許多多批評的聲音（稍後會詳談）。我們太常聽到「專心一點！」這句話了，以致往往不去注意它。眞是諷刺，不是嗎？

然而，科學明確指出我們必須注入注意力，才能學會新觀念和技能、與他人建立同理心連結，甚至改變成癮習慣。[43-44] 而且，你多半已在自己身上做過無數次實驗，如果你置入注意力，就能更容易聽懂別人正向你解釋的東西。

這是傳統智慧、科學研究以及靈性學說互相契合的神奇罕見例子之一。即便你不是修行的佛教徒，或者你對禪的概念就只是在浴缸裡安靜十分鐘，你很可能也知道深入的靈修取決於觀照周遭世界與內心浩瀚宇宙的能力。

本章將討論覺察能如何幫助你改變飲食方式，我們會將焦點轉移到習慣迴圈的第三個元素，即行爲導致的結果／獎勵價值。（白話來說就是：「我這樣做，得到了什麼？」）當我們知道一種食物帶來的獎勵（或沒有獎勵）之後，便能判斷它與其他食物的相對價值，然後決定要吃哪一種食物。

在第三部，你將學到如何訓練自己選擇不同（也就是更健康）的獎勵，但是，目前我們先聚焦在大腦究竟是如何決定要吃什麼東西。

我們能夠改變習慣的唯一方法，就是讓眶額皮質運用注意力去準確評估食物選擇的獎勵價值。

專注是如何改變獎勵價值

眶額皮質的最重要職責之一是決定獎勵層級。隨著我們一生中品嚐各種食物，大腦學習了每一種食物的味道，並發展出偏好，所以當我們面對兩種曾經吃過的食物，我們會選擇獎勵價值較高的那一種。這也就是「美味冰淇淋打敗難吃花椰菜」的情況。

我們不能期望在同一時間專注於所有事情。還記得大腦「設定然後忘記」的功能嗎？那個幫助我們養成習慣，好讓我們節省能量去學習新事物的功能。習慣告訴我們：「這個以前有效，所以想都不必想，繼續做下去就對了。」如果我們想要破除舊習慣，這就是專注派上用場的時候了。

假如我們吃東西的時候很專心，眶額皮質會記下能用的選項。如果一種食物眞的好吃，眶額皮質會決定這項食物應該列入我們的許可名單。若食物不好吃或讓你不舒服，眶額皮質便將那些食物列入黑名單。我們稍後會看到，這亦適用於我們吃東西的分量——也就是說，如果我們習慣性過食，卻不留心身體告訴我們的後果（「呃，這樣不舒服」），我們便會一直做下去。

我們此前談到的正向與負向預測誤差，是幫助眶額皮質更新獎勵價値的關鍵。如果你投以注意力，並體驗（看／嚐／感受）到某樣東西比預期更好，你便會產生正向預測誤差，該項行爲便得到增強。假如有選擇餘地，你絕對會選擇這項，而不是名單上排序較低的其他選項。

如果你投以注意力並體驗到某樣東西不如預期——香菸嚐起來糟透了；那包鹹到不行的洋芋片讓我頭疼——你的大腦便會產生負向預測誤差，該項行爲就不會被增強，你以後也不會那麼急切想再去做。若缺乏覺察，這些都不會發生。假如你不投入注意力，就無法獲得正向**或**負向預測誤差，你只會繼續重複舊習慣。

請注意，這跟意志力毫無關係。覺察是我們改變行爲所需要的一切，請牢記這句話，**覺察是我們改變行為所需要的一切**。

事實上，對於大多數無益的行爲，我們愈是投以注意力，愈容易不再著迷其中。它們的魔力似乎逐漸消失，因爲我們清楚看到及感覺到它們不如記憶中具獎勵性。這點很重要，所以我再講一遍：專注是改變習慣的關鍵，也是改變的動力。當眶額皮質取得你專心注意之下獲得的眞實資訊之後，便會選擇最有益的。一旦眶額皮質明白老方法不再管用，便會棄置到一旁，淸出大腦空間留給更好的方法。我們來看看這發生在現實生活中會是什麼樣子。

蟲蟲軟糖的黏手情況

我個人的食物弱點是我與蟲蟲軟糖的關係，我曾經無藥可救地對它完全上癮，這種糖用色彩、甜味，當然還有Q彈的口感迷惑了我。（那種咀嚼感對我們究竟有什麼吸引力？無論是什麼，我上鉤了。）我與蟲蟲軟糖的戀情並不美麗。我一包又一包地購買這些彩虹色、半透明、能兼作魚餌的零嘴，大嚼特嚼。

我是在讀研究所的某段時期突然迷上蟲蟲軟糖的，只要一想到，我就必須吃到。警報通常在晚飯後響起，如果我想要假裝沒聽見，我的欲望只會在整個晚上不停增強。就像其他加工食品，蟲蟲軟糖的設計就是要令人渴求。我吃了兩條之後，又想吃更多。我會努力抗拒一陣子，最終屈服，吃掉一整包。我會如此爲自己開脫：**嗯，至少結束了。你現在覺得自己很爛（明天早上也還是會），但至少現在家裡已經沒了。**

由於我已經吃蟲蟲軟糖很長一段時間，它在我腦裡建立起獎勵價值，已然上升到「我想吃甜食時，我要**這個**」名單的頂端，這已成爲了習慣。

然後，有一天我做出了改變。過去兩年來我一直在練習正念——學習覺察及專注自己的內在與外在世界，而我決定要把注意力放在蟲蟲軟糖習慣上。某個晚上，我沒有屈服——吃掉一整包，翌日早晨無比喪氣（及愧疚，因爲我無法控制自己），但至少在下次再買之前，我不會再想著它了——而是在吃蟲蟲軟糖的時候專心感受。我注意到它其實沒那麼好吃，甜味有些令人反感：那是噁心的甜，不像高級黑巧克力或蜂蜜那樣豐郁。而且口感實在很像是在咀嚼橡膠——不像眞正咬穿某樣東西那麼令人滿足，甚至比不上嚼口香糖。事實上，當我眞正意識到這些元素，它們加起來完全沒有以前令我深深著迷的滋味，無論那是什麼滋味。在大腦開始認眞注意之後，你就欺騙不了大腦了。

我的大腦產生明確的負向預測誤差：不如預期好吃。這使得我和蟲蟲軟糖的緣分開始走向了尾聲；我的大腦已經注意到了。每回我在吃它時專心留意，總會訝異自己以前到底是喜歡哪一點。我對蟲蟲軟糖的著迷與日俱減，久而久之，我完全失去興趣。

自此之後，我都會專心注意。我學會在吃東西之前、之中與之後都加以留意。早上肚子餓時，我可以快速審視，了解自己有多餓，以便準備適當的分量來滿足那股飢餓。我知道假如我吃太多，思緒就會沒那麼敏銳，精神也會比較差。我要清楚指出，這不是精心計算我**應該**吃多少食物；而是完全來自檢視我的身體、傾聽其需求。我感覺遲鈍緩慢、昏昏欲睡，那種負向預測誤差（過食並不舒服）讓我在吃飽時便停了下來。吃太飽的感覺不好受，尤其是跟吃撐之前便停下來比較的話。於是，再也沒有動力讓我吃太多了。當我找出自己的飲食習慣迴圈，並留心注意結果，就有能力在找尋自己的心理與生理健康甜蜜點的時候，學會什麼有益處、什麼沒益處。

我想要特別強調一些人深受其擾的一種飲食習慣迴圈：食物不安全感。我說的並不是全球供應鏈問題、每日波及數千萬人的社會與人口層面的食物不安全感。全球糧食供應是一個真實而迫切的問題，但我絕非這方面的專家。當我們靠近檢視這些人口層面問題，觀察其對個人的影響，便能看到生存腦運作的直接結果：感覺飢餓，需要食物，不知道等一下是否還有東西吃，所以現在要盡量吃。舉例來說，我一直很幸運，從來不愁沒東西吃。雖然理智上明白待會也有辦法取得食物，但我過去仍習慣吃到超過眞正所需的地步，無論正餐或零食。這源自於我過去曾在吃到東西前耗盡精力，於是，我的身體藉由負增強讓我知道以後應該設法避免這種情況。當我描繪出這個迴圈，則如下所示：

觸發點：害怕我在下一頓飯之前耗盡精力、身心崩潰。
行為：吃飽之後繼續吃，想要儲備額外的熱量。
結果：避免身心崩潰。

當我開始檢視這個習慣（至今仍在持續中，因爲這個習慣於我仍時常出現），我也開始實驗不要額外攝取熱量，結果發現一般來說不會有什麼問題。（況且我也可以把備用零食帶在身邊。）恐懼的聲量如雷貫耳，而我的身體正在輕聲細語：「嘿，這不太舒服，你可不可以換個方式？」我在我的患者與「當下就吃對」成員身上經常看到這股生存機制力量的掙扎，恐懼感很大聲，改變也很嚇人，二者加總起來，淹沒了我們身體所發出的智慧之聲。當我們側耳傾聽那些聲音，就更容易明白做出何種決定才明智，至少願意嘗試一下。當我們投入注意力，眶額皮質便會經由負向預測誤差程序，把「因爲害怕待會肚子餓，所以吃東西」的選擇在獎勵層級中往下降級。

一旦你明白大腦的運作方式，就能開始用合作代替對抗。愈是習慣性的行爲，眶額皮質愈不可能注意。因此，在之後的章節，我將說明如何帶出你的覺察，幫助眶額皮質發掘大腦中的不理想習慣性飲食行爲，讓你能夠重整獎勵層級。在我的一些研究當中，你甚至會看到我們有辦法具體描繪出獎勵價值的改變，並看到改變發生的速度驚人之快。你將在賈姬、羅伯、安妮、傑克和其他人身上看到，一旦獎勵層級改變，就不會再回到從前了。

我帶領的飲食團體中有個人跟我開玩笑說，我應該事先警告她，她最愛的食物將不再是她的名單榜首。因此，我猜我也應該警告你：在你眞正投以注意力之後，你或許不會再喜愛一些你以前怎麼吃都嫌不夠的食物。就像我跟蟲蟲軟糖之間一樣，那些食物情緣可能就此終結。最常發生這種情況的是加工食品——我們充滿智慧的身體知道什麼對自己最好，從味道到吃完之後的感受，都是身體在運用一切方式給予我們相應的回饋訊號。別擔心，你不會突然間不再喜歡眞正的美食。（一大堆你唸不出來的成分的冰淇淋，以及只有幾種天然成分的冰淇淋，兩相比較你就懂了。）你或許會吃得比較少，卻更加享受每一口食物，這就是專注的力量。

現在：練習專注

開始忙碌的一天之前，在你的手機或線上行事曆設定至少五個提醒，不一定要是吃飯時間或點心時間，一天之中的任何時間都可以。選定一句順口的短語或單字，你停下來，花一點時間覺察自我。如果你是偏好紙張的古典派，不妨在家中必經的地點貼上便利貼，像是冰箱、浴室鏡子、衣櫃等。每當看到紙條或聽到提醒聲，請停下手邊的事情（除非你正在開車！）並問問自己：「我現在正意識到哪些事情？」你有將心思放在自己正在做的事，抑或你正處於自動導航模式？你有感受到身體的任何感官，抑或困在大腦中？

如果一天之中跳出提醒的五個時間點，每次都讓你從當下的自動導航模式驚醒，也不必感到氣餒。多多練習，就會愈來愈好。花一點時間注意當下你有何感受，覺察你心裡與身體的狀況（有什麼想法、情緒或生理感受）。相對於自動導航，有所覺察帶給你什麼感覺？

第10章

第7天：正念飲食

歡迎來到葡萄乾祕密社團

希望你已經感受到了專注的力量。但是，在吃東西當下的專注是什麼樣子呢？你或許聽說過正念飲食或直覺性飲食，過去數十年來，大量的報導、書籍和現在的各種app，都在討論如何將專注力帶到飲食上。舉例來說，伊芙琳・崔伯（Evelyn Tribole）和艾麗絲・雷施（Elyse Resch）最初於一九九五年出版的書籍《直覺性飲食》（*Intuitive Eating*）列出十項核心原則，美妙地契合了我們今日已知的飲食神經科學，而且就算不是每一項，但其中也有許多原則都強調將覺察（以及疼惜）帶入自身，以傾聽我們身體智慧的重要性。[45]

我自己和正念飲食的初次接觸，是在學習正念減壓（Mindfulness-Based Stress Reduction，簡稱MBSR）的時候。

喬・卡巴金（Jon Kabat-Zinn）於一九七〇年代率先構思出正念減壓的概念，他想要將冥想、瑜伽和西方醫學結合起來，因此設計了一套八週課程，開始在麻州大學醫學院（University of Massachusetts Medical Center）授課。之後數十載，卡巴金成爲正念界的搖滾巨星，而麻州大學醫學院正念中心則成爲培訓講師與推動正念研究的中央舞台。我是在二〇〇六年的一個暑期研究計畫與他初識，當時我詢問他對於將正念減壓應用於成癮症的看法。

我還是耶魯大學醫學院的助理教授時，獲邀擔任麻州大學醫學院正念中心的研究主任，我欣然接受。我不僅有機會主持研究正念減壓效用的計畫，還有機會深化我的正念教學。

說到正念減壓課程，最廣爲人知的或許是一個小東西：葡萄乾。「葡萄乾練習」是一項通過儀式（rite of passage）。結束八週正念減壓課程時，學員們要向彼此坦露他們對葡萄乾練習的真正感想以及他們對葡萄乾的做法。聽見有人打算參加正念減壓課程時，他們會說：「喔，你可以期待葡萄乾！」與「希望你喜歡葡萄乾。」

大部分的正念減壓課程都是圍成圓圈進行，十到四十人的小組坐成一個圓圈，這樣每個人才能看見每個人。講師同樣坐在圓圈內，表示他也是小組的一員。

吃葡萄乾儀式在第一堂課登場，講師拿著一個大碗，沿著內圈走，他們會說著類似以下的話：「我會在各位手上放一個東西，請大家拿著，直到每個人都拿到爲止。」講師會沿著椅子逐一在每個人的手心放上一粒葡萄乾，用湯匙分發以確保衛生。

擔任葡萄乾練習的講師時，我承認我會試圖營造神祕感和懸疑感。

等到每個人都拿到葡萄乾，講師會準備進入下一個階段。爲了帶來禪修所謂的初心——無限可能與無所預期的心態——講師會建議大家想像他們不知道這個東西是什麼。他們從沒見過這個東西，而他們的工作是從每個角度去探索它。我甚至會建議小組成員想像自己是剛剛登陸地球的火星新聞記者，他們的工作是撰寫一篇有關這個小東西的報導，好讓火星人可以在下一期的《紅色星球每日新聞》讀到詳盡的內容。

你大概已經可以想像接下來的情況。（這是你的大腦根據過去經驗預測未來的好例子，我們的大腦對於填空可是非常在行。）

一如你可能預期，小組成員花了長時間觀察葡萄乾的外觀、探索它感覺像什麼、用手指調查所有皺摺、注意顏色的差異、舉在燈光下看它是否能透光。他們通常是無聲進行這步驟，默記在腦海裡，並於練習結束後向小組報告（或者跟火星的編輯部回報）。

在他們用前所未見的角度去看葡萄乾／目標物件之後，小組進行到下一個感官：聆聽。你或許覺得這不合理。你也許會想，**葡萄乾有個屁聲音**？**在我看來它安靜到不行**。不過，如果你把葡萄乾舉到耳邊，尤其是用手指搓揉，這個看似無聲的物品在被擠壓時其實會發出各種聲音。

接著是嗅聞。葡萄乾究竟有什麼氣味？我聽過的答案從「土味」到「很甜」都有。

終於要品嚐了嗎？先別急。

有的人把葡萄乾拿到嘴邊，眼看就要張口吃進去，講師阻止了他們。停下來，注意你的嘴巴怎麼了。就像巴夫洛夫實驗的狗，人們注意到自己在分泌口水，有時候甚至是一大堆口水。這又是大腦在預測未來。預期到葡萄乾正要放進嘴裡吃——因爲以前就是這樣的——讓我們的身體開始動作，爲接下來不可避免的事情做好準備。我們要求學員停下動作，去注意這種反應。

最後，他們終於吃到這可惡的小東西了。他們收到的指示是要慢慢吃，放在舌頭上一陣子，先咬一口注意有什麼狀況，接著再有意識地咬幾下並嚥下去。但對一些人來說，這實在太囉唆了，他們感覺像等候了一輩子似的。他們釋放所有積累的期望，一口吞下。

練習結束時，講師微笑著向小組驗收成果：「你們注意到什麼?」我們的預期是人們會注意到以前從未察覺的葡萄乾特點，而小組成員總是會回報他們對葡萄乾的新發現。你會訝異於人們注意到的種種不同事情。

幾週後，當一個朋友跟他們說，他在考慮參加正念減壓課程時，他們浮現微笑……

好吧，不錯的故事，但又如何?誰在乎什麼葡萄乾祕密社團?

我會向你詳細解說，消除你的疑慮：當然，葡萄乾儀式是正念飲食的完美例子。

我們來靠近檢視究竟什麼是正念：正念就是覺察與好奇心。你不必是神經科學家也能預測到，慢慢吃東西有助於我們專注，更加意識到食物的滋味。正念飲食也就是覺察飲食。當我們吃東西時全心專注——有所覺察地進食——就能注意到食物的外觀、氣味、質地與口味。我們能夠更加享受食物。如果你花上半小時慢慢吃，就不會那麼輕易大口吞下葡萄乾、玉米堅果、蟲蟲軟糖、杏仁、花生或任何其他食物。我們就此掙脫自動化進食的枷鎖。藉由專注，我們便能脫離習慣迴圈。

要進行正念飲食，你並不需要神奇玄幻的外在條件——沙灘、蠟燭、薰香，或者任何其他刻板印象中的冥想環境。有個不會令人分心（書本、手機、電視等）的安靜地方可以吃點心或正餐，當然有所幫助。一旦你懂得訣竅之後，在任何地方都能正念飲食。（拜託不要在開車時嘗試就是了。）

但這還只是一半的眞相……

你吃東西時有多專注？

你有沒有發現當你開始吃正餐或點心時，你最加以注意的是第一口或第二口，然後你的大腦便失去興趣，跑去關注其他東西？爲什麼會這樣？再一次，這是你的大腦在發揮效率。你剛開始吃東西時，大腦將頻道對準這裡，以確保你的食物沒有變質或腐敗。等大腦發出「這裡一切正常」的信號，你便可以停止注意食物，回到你剛才進行的對話、讀的書、看的節目或者你在忙的工作，而不再理會食物。

幾年前，西莉亞·富蘭森（Celia Framson）與華盛頓大學同僚開發了一項實用工具來評估我們吃東西的專注程度。[46] 這項工具稱作正念飲食問卷（Mindful Eating Questionnaire），其重點不同於我們限制飲食或進行某種特殊飲食時腦袋被食物占據的情況——另有其他設計來評量這些事情的問卷。完整版本的正念飲食問卷共有二十八道問題，其中許多詢問其實大同小異，所以我在這裡列出十項最相關的問題，你可以用這個簡短版本來設定你的基準線。

正念飲食問卷

請依據一分（從未／甚少）到四分（通常／總是）的評分標準，回答下列問題：

一、我在吃零嘴時沒注意到自己正在吃。
二、我在工作上感受到壓力時，就會找東西吃。
三、我注意到，我一看到糖果碟就會拿糖果來吃。
四、我難過的時候就會吃東西，想要讓心情好一點。
五、我一邊吃東西一邊想著自己需要做的事情。
六、如果有我喜歡的菜餚吃剩了，即使已經飽了，我還是會再吃。
七、即使是吃自己喜歡的東西，我吃飽了便不再吃。
八、我體認到自己吃東西時並不餓。
九、我發現所吃的東西會影響我的情緒狀態。
十、我細細品嚐自己所吃的每一口食物。

你的分數是多少？如果你在第一到五題的分數很高，第六到十題的分數很低，你並不孤單。最後一題對每個人來說都太難做到了，誰會眞的細細品嚐自己所吃的每一口食物？但你懂得其中概念。這些問題眞正凸顯的是，我們時常恍神，因爲外部暗示而吃東西、而不是內部暗示，因爲情緒而吃東西、而不是飢餓。盲目飲食對我們來說更像是正規，而非例外。記得嗎？「設定然後忘記」是我們大腦的預設狀態。我們學習如何吃東西，將叉子放進嘴裡的機械動作設定爲習慣。我們學習自己喜歡什麼食物，然後將偏好設定爲習慣。

儘管不像設定習慣的演化機制那般古老，正念的概念源自於佛教心理學，可以追溯至數千年前。這個概念在大約兩千五百年前發源於東南亞一種現今已不使用的語言（巴利語），當時紙張尚未發明；「正念」一詞無疑隨著時間與空間而變形，首先是口頭形式，之後透過各種翻譯、進入各種文化傳統，時至今日在西方社群媒體上流傳。喬・卡巴金對於正念的定義可以簡述如下：「刻意地、不帶批判地專注於當下。」

有關何謂正念與各式各樣的正念練習，已有無數書籍的論述，這些書所談到的病痛與種種情況涵蓋了由出生到死亡的整個人生歷程。雖然正念背後的科學仍在起步階段

——我的實驗室自一開始便參與其中，而那不過才二十年前——但已有愈來愈多的發現顯示其好處與用途，並揭示我們大腦處於正念下的情況。如果對最後一點相關的神經科學真正感興趣，我要厚臉皮宣傳一下：我寫了《渴求的心靈》（*The Craving Mind*）一書來解釋我們如何陷入渴求與成癮，包括毒品、社群媒體到我們自己的思考模式，以及正念能如何幫上忙。不過，你不需要去讀那本書，因爲其精華可以濃縮成一句話：你只需要專心就好了，大腦會負責其他工作。

在現實生活中，正念往往被當成神話，彷彿是唯有宗師與高僧才能企及的奧妙境界。並非如此；我們都有能力在任何時刻保持好奇心與注意力。正念就是清醒地意識到當前發生的情況，並且記住保持覺察的感受有多美好，遠勝過無所覺察之時。

真實世界的正念飲食

大約一年前，有人在我們的飲食計畫線上社群張貼了這個問題：

我是個居家照護員，我的工作要值班十到十四個小時，所以很難保持正念。如果我專注自己的飲食，可能要花上半小時才能吃完一餐。我覺得自己實在沒辦法花那麼多時間在正餐／點心。

另一個人問道：「我只有二十五分鐘可以吃午餐。要怎麼去細細品嚐每一口？」還有一人指出：「當我只有十五分鐘吃午飯，我發現很難在正念下功夫。」每天有空坐下來冥想是一種奢侈，慢慢走路、慢慢吃東西可視爲一種特權。許多人身兼數職，在家庭、學校、工作等等之間奔波。我的母親一手養大四個孩子，擁有全職工作還讀夜校，你能想像她有五分鐘坐下來吃一顆葡萄乾嗎？不可能的事。

準備好來看另一半的眞相了嗎？

在這個祕密社團歷史上的某個時候，葡萄乾練習變成了正念飲食的代表形象。換言之，人們以爲正念飲食就是**慢**飲食，但我要說的是，我們不該用葡萄乾儀式的標準套入我們的飲食。畢竟，你有多少時間可以花半小時細嚼慢嚥一丁點食物？然而卻有一些人要求自己恪守高標準，他們害怕自己如果不慢慢吃，便不是正念飲食，或者就不可能做到正念飲食。「正念＝慢慢來」可能成為我們大腦遵守的規則，並在做不到的時候用來評批自己。

我了解。如果你看過寺廟裡的僧侶或參禪打坐的人，他們的動作似乎都是〇．五倍速，因此，我們一直在猜測及預測的大腦就假設用〇．五、甚至〇．二五倍的速度做事情，才是正念的唯一法門。不過，只因為僧侶慢步行走，或者有人花三十分鐘吃一顆葡萄乾，並不表示正念一定要是**這種樣子**。

無關乎我們的個人處境及時間限制，我們全都有能力保持覺察，我們全都能抱有好奇心。這不一定要是觀察一顆葡萄乾十分鐘才吃下去的那種形式，我們隨時都可以保持覺察，無論我們的行動——或嘴巴——有多快速。

因此，如果有人說他們只有十五分鐘吃東西，我會說：「很好，你有十五分鐘可以專注在吃東西。」若他們對於違背「正念即細嚼慢嚥」規則感到惶惶不安，我會分享自己公開的祕密來打破他們的迷思：我是個忙碌的人，每天要處理一大堆事情。我的日程表裡沒有午餐時間，一整天往往都排滿了會議。所以，有的時候——什麼！——我在會議上吃飯。

你或許想著，**他只是沒有實話實說罷了。他自稱是正念大師，寫了一本有關正念飲食的書，卻不直說他就是在做其他事情時吃東西。別再看這本書了，不要相信他講的任何事。**

沒錯，我就是這樣。我想要強調的是，我們必須接受我們的生活，無論是什麼樣的生活。我可以安排一小時午餐時間，也可以非常緩慢地吃飯，但那不是我的行事風格。我的妻子開玩笑說我只有兩種段速：快速及關機。我要不是正在快速行動，要不就是在床上睡著了。

然而，快速並不表示趕時間或心不在焉：快速行動單純只是表示沒在慢慢動作而已。是的，我們可以快速行動，但同時覺察自己行動快速。運動員就是在行動間維持正念的好例子，他們必須緊盯著高速移動的球。美式足球的跑衛不能慢動作進入達陣區。如果你在打壘球或棒球，你不能禮貌地請求投手放慢速度，以便你觀察朝你飛來的球。

我們可以快速吃東西，同時保持覺察。我們也可以去注意我們想要吃東西的起因，這僅需要片刻的時間。我們可以審視自己的衝動，問自己：「爲什麼我現在想吃東西？我是餓了，或是其他的原因（無聊、壓力、焦慮、寂寞等）？」我們可以詢問自己，就像飢餓測試教的那樣。我們對這件事愈是上手，就能愈快判定出自己爲什麼想吃東西。

專注，指的是吃東西的時候，記得把手機、書本或其他干擾來源收起來。如果我們正在開會，這顯然不可能，但也無妨。我們可以注意自己吃了什麼及吃了多少，這也很重要，甚至可能比吃東西的速度，或者是否必須一邊做事一邊吃東西更加要緊。

如果你習慣在餐前或餐間飲酒，你或許注意到這會讓你吃太多。酒精帶來雙重打擊：導致我們在吃東西時更難專心，也導致前額葉皮質離線，降低我們所認知的自制。簡而言之，至少可以這麼說，喝酒時進行覺察是一項挑戰。

社交場合的正念飲食

我們的線上社群有一個很熱鬧的貼文串，起因於有人張貼分享了下列這個簡單的情境：

假設你正和家人一起吃晚飯，或者跟商業同僚用午餐。席間對話很有趣，且進行得飛快，而你是其中要角。你該如何在這種環境下採取正念飲食？假如我想要內省、專注在每一口，就好像與大家脫節了。不知該如何求取平衡。

有人回覆：

社交場合的聚餐更適合我，因爲我會輪流聽和說。我嘴巴裡有食物時就不講話。所以我小口小口地吃、嚼、吞嚥、放下叉子。我仔細地切食物，放進嘴裡，以免洋裝沾到醬汁或任何東西。這些動作都讓我更加覺察，儘管不是書上說的那種。

這個回覆尤其發人深省，凸顯出人們對於「書上說」的正念的刻板印象，亦指出一種悖論：社交場合的飲食反而可能是練習專注的機會，一次只吃一口。許多人都會同意這很具挑戰性，而這種挑戰可視爲一項任務（如果他們選擇接受的話）。我們在短時間內反覆進行多次，便會形成習慣。花一點點時間——即便只是一口——就能幫助養成吃東西時專注的習慣，儘管在「不甚理想」的情況下也能做到。

以下是我們計畫成員的一個案例：

我決定吃點心，因爲我累了。就算只是思索想吃東西的理由，也遠遠好過平常的自動化進食。更棒的是，我盡情享用了四顆 M&M's 巧克力——沒錯，四顆，然後我就開心了。我這輩子從來、從來、從來沒有打開一包 M&M's 還能剩下來放在抽屜裡，眞是太神奇了。

我請崔西說明她所認知的正念飲食。她覺得自己在十年前正式學習正念之前，便已經開始了正念飲食。她談起自己中學時最喜歡的點心之一是 Godiva 的南瓜松露巧克力，一年只販售一次，她會用自己的零用錢去買一盒五顆。這些灑上肉桂粉的南瓜派餡牛奶巧克力是「絕頂美味」，尤其是因爲她明白自己只能吃五顆，接下來要再等一年。她會閉上眼睛慢慢品嚐，每一顆都宛如「快樂與喜悅的洪流」。十年後，她第一次進行正念飲食練習時，她恍然大悟自己早已知道怎麼做了。「不需要別人來教我！」這給了她很大的希望，她明白了學習正念的重點不在於學習，而是記憶——舉例來說，記起美味的東西值得慢慢細品。

正念飲食的三大迷思

一、正念飲食就是慢飲食。
二、正念飲食唯有一人獨處時才能做到。
三、正念飲食把吃東西變成一種苦差事，剝奪吃的樂趣。

所以，如果你選擇接受的話，你的任務是嘗試開始養成正念飲食的習慣。只要在吃東西的時候專注、保持好奇心，便算是練習。即便你只有吃其中幾口東西時這樣做，也是很好的開始。

接下來的章節，我們將深入覺察的領域，看看你能如何加以利用，汲取大腦的力量來破除無益的習慣，並建立更健康的習慣。

現在：葡萄乾儀式

我不會叫你非得去吃一粒葡萄乾不可，但我會建議你在家裡進行屬於自己的葡萄乾練習。挑一樣你常吃的食物，可以是一塊麵包、一片酪梨、一節香蕉或一粒核桃。試著挑一種成分單純的食物——拜託不要選多力多滋或Twinkies袋裝蛋糕——這樣你才能專注在吃那個食物的體驗，而不會為了試圖理解口味而分心。自己一人坐在安靜的地方，真正體會吃這個食物的過程。

這個食物外觀看起來如何？描述它的顏色、尺寸與質地。

它聞起來如何？聞起來跟你想像嚐起來的味道一樣嗎？

如果這東西你可以用手指捏一捏，有什麼感覺？如果不能的話，表面的觸感如何？粗糙、平滑、坑坑洞洞？

是的，你甚至可以試著傾聽。

在你將食物放進嘴裡之前，問問自己：「我預期這吃起來是什麼味道？」

然後，當然就是放在舌頭上，咬一小口，探索其滋味。正是你預期的味道嗎？

當你專注地繼續吃，又有什麼感覺？

♥
♡
♥

如果你在做過這項儀式後能感受到一點點啟發，我會建議你將這項練習應用到吃點心及正餐的時候。記住，你不必吃得很慢，重點不是這個。你可以開始探索自己吃了什麼與吃了多少，讓感官與身體做你的嚮導。

第11章

第8天：與身體重新連結

我們稍微倒帶，回到你一開始決定吃東西的時刻——無論是吃一粒葡萄乾或吃到飽自助餐。

即使用了第八章的飢餓測試工具，有些人仍感到很難自信地說出：「沒錯，我眞的餓了，我對於食物有著眞正的生理需求。」因爲我們與身體訊號間的鴻溝實在太深了。幸好，我們的大腦極具彈性，或者用科學術語來說，它擁有高度的神經可塑性(neuroplasticity)，我們可以重新訓練大腦關注自己的身體。

我們的大腦有一整塊地方專責注意我們的感官、體溫以及情緒，即所謂的「內在感受覺察」(interoceptive awareness)，腦島（insula，源於拉丁語，島的意思）也參與其中。腦島皮質會參與感受體內平衡（homeostatic）的狀態，例如飢餓與口渴，同時參與對情緒的感受——我們自己的與他人的。舉例來說，焦慮症患者的腦島顯示出極度的活躍。[47]然而，我們往往沒有充分利用自己的腦島。

身體掃描

葛印卡（Satya Narayana Goenka）是一位印度裔企業家，一九六〇年代時居住在緬甸。他因遭受頭痛的折磨而學習靜坐冥想，發現極有幫助，最後傾注一生傳授內觀（Vipassanā meditation）。紀錄片《獄中內觀》（*Doing Time, Doing Vipassana*）就是有關他如何在印度最險惡的監獄向一千名左右的受刑人與工作人員教導內觀。他於二〇一三年過世前，已在世界各地設立多家內觀中心。

葛印卡向世界推廣了名為身體掃描的冥想方式，從頭到腳掃描全身上下，讓一個人將覺察置入當下。這種技巧可以幫助我們學會觀察身體：我們有什麼潛藏的生理感受，我們又與其有什麼樣的關聯。在一九七〇年代尾聲，喬・卡巴金將身體掃描納入他的正念減壓課程，作爲基礎練習。

身體掃描是開始重新了解自己身體的一個有效方法，極其簡單，但效果強大。

身體掃描練習

如果你覺得閱讀下列練習太麻煩了，不妨在網路上簡單搜尋一下，便能找到許多相關影片，還有多國語言供選擇。我也在我的網站上傳了一段影片（https://drjud.com/mindfulness-exercises）。

找一個安靜舒適的地點坐下或躺下，輕輕閉上雙眼，先留意一下自己的呼吸。

準備好了以後，將注意力放在你身體的感官，尤其是與椅子或地板之間碰觸或受壓的感受。每次吐氣，都放掉一些體內蘊藏的緊張。

這項練習的目的是盡可能將覺察置入你體會到的任何知覺，包括身體的每個部位。如果你發現自己的思緒飄移了，請再輕輕引導它回到身體的覺察之上。

休息一下，感謝你自己到目前為止的努力。注意體內有何感受。

現在，請將覺察帶到腹部的感官，注意吸氣與吐氣時的感覺。

和腹部的感受產生連結之後，請將意識轉移到你的左腳腳趾。試著以童真的心沉浸其中，體會那裡的觸感，彷彿你是初次探索一樣。輪流注意左腳的每一根腳趾，對你的知覺抱持好奇心，注意那是什麼感受：刺痛、溫暖、壓力、脈動，或是沒有特別的知覺。如果有些地方你感受不到，請將注意力停在那裡，看看能否發現什麼感覺。

準備好了以後，將注意力離開腳趾，接著覺察你左腳腳掌。輕輕地、好奇地感受腳底的所有知覺。現在請讓注意力來到腳背，然後是腳踝。現在往上移到小腿，膝蓋。盡可能去探測這些部位的知覺。你可以將自己的意識想像成是一盞聚光燈，在全身上下慢慢移動，將覺察帶入沿途的任何感受。

同樣地，如果有任何地方難以探測到知覺，那就盡可能嘗試。若你發現你正在批評自己做得好或做得不好，注意到這種念頭之後，便將覺察引領回到你的身體。

假如你發現你在批評自己身體的外觀或感覺，也是一樣：留意到這種想法之後，盡量保持在不予批評的立場。

現在，將注意力轉移到左大腿的知覺。你或許會感受到腿部接觸到椅子或地板的壓力。在這項練習的過程中，你的思緒難免會不時從身體飄移而去。那完全正常，我們的大腦就是這樣。注意到自己分心以後，留意思緒漫遊到哪裡去了，然後再將注意力帶回自己的身體。

現在，把注意力帶到你的右腳與右腳趾。繼續將意識與溫柔的好奇心放在身體知覺，不論有任何感受都坦然接受。現在注意右腳掌的感受，然後是腳背、腳踝，無論是脈搏、壓力、刺痛、發熱、發冷或任何其他感覺。

接著，將意識移到小腿，注意那裡的知覺。現在是膝蓋。如果你在這些地方感受到任何疼痛或不適，單純地留意就好。盡量讓感覺維持它原有的模樣。現在，輕輕導引你的意識到右大腿。注意那裡的知覺。

接著移到你的臀部和腰部。感受你的身體壓在椅子或地板上的重量，以及一切感受。讓自己沉溺其中——到目前為止，你的體驗中包含了哪些感受？

慢慢將注意力向上轉移到腹部。這裡有什麼感覺？注意每次呼吸帶來的起伏。你可以先從皮膚開始，注意其感覺，然後進入腹部到體內的器官。

現在讓意識進入肋骨。盡可能感受此處的知覺。現在向上移到胸膛與肩膀。你可以在注意心跳的同時感受到脈搏躍動，或者呼吸時肋骨擴張與收縮的動作。試著以童真的心沉浸其中，彷彿你是初次探索。

假如你發現自己思緒飄移，或者因為外界聲響而分心、躁動不安，只要標記這是「念頭」、「聲音」或「不安」即可，再輕輕將意識引領回到身體。

現在導引你的注意力到左手手指。感覺每根手指，以及手指碰觸到椅子或身體的地方。當你同時注意整個手掌，將意識停留在此處，你有什麼感覺？現在往上移動到手腕和前臂。留意一切感受，然後是手肘、上臂和肩膀。注意是否有任何緊繃、緊張的感覺。

輕輕將注意力移到右手手指，分別感受每根手指。留意是否有刺痛或者想要動動手指的衝動。現在將注意力移到手掌、手腕、前臂和手肘。現在，集中在上臂和肩膀。讓注意力來到你的頸部。留意是否有緊繃、緊張、壓力、發熱或任何特別突出的知覺。接著將焦點帶回到你的頭部。看看能否感受到頭髮。將意識集中在左耳，然後是右耳。

現在，將注意力帶到你的下巴。集中在你的臉部知覺。你的牙齒有什麼感覺？舌頭有什麼感覺？保持好奇心。接著是兩頰，鼻子。你能否感受到自己呼吸的溫度，吸氣和吐氣時溫度是否有所改變？

注意你的眼睛和眼睛四周的肌肉。這裡有什麼感受？現在移到眉毛和前額。保持好奇心。像孩子般天真地沉浸在你的每種感受。現在將意識集中到頭頂最高處。

用這個方法「掃描」全身後，花幾分鐘將意識安放在整副身體。留意你是如何不費力氣便能將意識單純地安放在產生感覺的地方。

最後，慢慢地、輕輕地，在繼續覺察身體的同時，準備好了以後，便睜開眼睛，任憑你的覺察向外擴大，直到包含整個房間。

注意身體的知覺，將能幫助你更加清晰地意識到情緒與身體，讓你得以明白那些是什麼感受，以及它們如何影響你的行爲。這也有助於調整你的大腦，讓大腦更能注意到身體的細微知覺，了解這些訊號是要告訴你什麼。這可以增進你使用飢餓測試的能力，因爲你更能清楚分辨飢餓與孤獨或無聊之間的差異。如果你的身體現在感覺猶如陌生的異國一般，別擔心。在你練習後，你將會逐漸習慣，更能與之協調。這就是爲何我們稱之爲覺察練習，而不是覺察完成式。

身體掃描非常適合在睡前練習。尤其如果你的頭一放到枕頭上便思緒萬千，開始湧出各種後悔、擔憂或白天稍早來不及做的規畫。身體掃描可幫助你脫離那些思緒模式，好讓你更快入睡，清爽地醒來。如果你固定練習身體掃描，或許也會發現你的飢餓測試結果更易解讀，你將能更爲熟練地即時詮釋自己的身體訊號。

沉入身體

有關注意身體可幫助人們更能傾聽身體訊號這件事，我最喜歡的其中一個故事來自安妮。她剛剛火冒三丈地掛掉與姊姊的電話，怒氣沖沖之際，她正巧開車經過一家麥當勞。她自己這樣形容：「一個念頭從我腦海裡冒出來……現在就去吃！」有人曾形容在速食店吃東西是「去吃一個丟臉漢堡」。安妮打算去吃一個洩憤漢堡，火大到燒焦的那種。得來速隊伍排得很長，她只得停車並走進店裡點餐。她走過停車場的時候，邊想著：「我要吃這個、這個、這個、這個和這個。」

霎時之間，她清醒了。她注意到大腦告訴她的事，與她的身體想要或需要的東西毫無關係。她想著：「這樣不對。妳對她生氣，所以妳現在要懲罰自己。妳因為生她的氣，所以想要讓自己吃撐到不舒服為止。等於她贏了。這是妳要的嗎？」她停了一下，更深入地問自己：「為什麼妳想要吃撐到沒有感覺？妳的身體現在有什麼感受？不好。妳希望有什麼感覺？好的感受。懂了。」

她解釋自己在那一瞬間的領悟：「當你沉入身體，思緒會比較平靜，類似於變成旁觀者。『她要說些什麼？』」然後她描述接下來的情形。「那種心情，那種渴求——想要暴吃一頓——消失了。我只是單純地想起來：我根本不想吃東西。我只是生氣而已，我真的氣瘋了，也厭倦了收拾爛攤子，可是我不想吃東西。我並不餓，我只是生氣。放手其實比固執來得輕鬆多了。」

她轉頭走回車上。安妮強調那個時刻的重要性。「我坐在車子裡，立即明白：我不想吃東西。我完全不想吃東西。然後我直接開車離去，回到家裡。」

這是一個絕佳例子，展現出我們開始關注身體之後，情況可能迅速改觀。我們在那一刻體會到，我們的舊習慣根本解決不了什麼問題——以安妮來說，是她感受到的憤怒與傷痛——因此我們能夠聽從自己的身體，而不是聽從衝動。

在訪談的尾聲，安妮談起她是自己認識的人之中唯一在疫情期間**減重**四．五公斤的人。她指著廚房餐桌旁邊牆上的一塊黑板，上頭寫滿購物清單和其他事項。她告訴我，有很長一段時間，她在黑板上寫著「信任」。那是提醒她自己要記得相信她已經吃飽了的話語——就像是她的咒語。她解釋：「那就像生理訊號，你滿足地嘆口氣、離開餐桌。你感覺：『我吃飽了。』如果你給予足夠注意力，身體就會告訴你現在的情況。」

你的身體充滿智慧，假如你任由注意力帶領你發現智慧儲存的地方，就會發現這件事。

現在：練習身體掃描

今天就做個身體掃描吧，現在就開始定期練習是最好的。如同我稍早的建議，夜晚就寢前是很好的時間，因爲你安排在睡前做，就不會感到又多了一件待辦事項的壓力，或者沒有做到便心情失落。即使只掃描到膝蓋便睡著也沒有關係。比較看看開始做之前與之後的感覺。如果你睡著了，可以將這件事標記爲「令人放鬆」。學習聽從身體，是開始脫離長久以來飲食習慣迴圈的絕佳方法。久而久之，你或許會注意到，你更善於傾聽身體訊號、更善於加以詮釋。這不表示你再也不會出現壓力或情緒所觸發的渴望，但你應該會更能分辨自己是不是眞的餓了。下一章，我們將討論逐漸被那種渴求占據時，你該怎麼做。

第12章

第9天：了解你的愉悅高原

巧克力：一項科學實驗

想像你驅車在高速公路上，看到一塊廣告看板寫著：享用您最愛的巧克力，吃到飽，還有酬勞！

你想了一下，那是做什麼的？是不是糖果公司的市調計畫，想要招募一群呆子幫他們找出某種新上市巧克力棒的極樂點，然後害我們把辛苦賺來的錢拿去買更多巧克力？

不過，這個廣告不是什麼邪惡公司企圖賺更多錢的計謀，而是妲娜．史摩爾（Dana Small）博士的心血結晶。當時她是西北大學的研究生，設計了這項科學實驗來測量我們的愉悅感。

史摩爾博士如今是食品研究領域的佼佼者，她是精神病學與心理學教授，也是耶魯大學現代飲食與生理學研究中心主任。史摩爾博士已發表了數百篇有關大腦如何整合感官與新陳代謝訊號、以及這些如何影響食物選擇的論文。爲了測量氣味、口味與其他感官輸入（sensory input）如何影響大腦訊號，她不得不發明各式各樣的神奇裝置來傳送食物、液體、甚至氣味到人們的嘴巴與鼻子。

史摩爾博士要讓她的實驗對象吃他們**最愛的**巧克力，所以她讓他們選擇。她向十五人進行了先導測試，他們將二十種巧克力從最愉悅到最不愉悅依序排列。瑞士蓮（Lindt）苦甜巧克力（五〇％可可）與瑞士蓮牛奶巧克力總是排名最高，然而——這或許也符合你的體驗——喜歡苦甜巧克力的人不喜歡牛奶巧克力，反之亦然。爲了簡化，要掃描腦部時，妲娜讓人們在這兩種排名最高的巧克力之中選擇一種。

妲娜接著設計一個量表來測量實驗對象喜愛巧克力的程度。讓他們進入正子斷層掃描儀，並在掃描大腦之際餵食巧克力，一次一塊。每吃一塊便請他們評分，由負十分到正十分，用來表達他們有多想再吃一塊：負十分表示「難吃——再吃就要吐了」，正十分表示「我好想再吃一塊」。

想像你吃了第一口最愛的巧克力，你會如何評分？大概會是十分中的滿分，「我好想再吃一塊」。不意外地，她的實驗對象就是這樣回答。接著繼續進行，再吃一塊，評分。再吃一塊，評分。然後再吃一塊。

剛開始都還不錯，但是，妲娜持續餵食實驗對象，直到超過他們的極樂點。她並不是強迫餵食超過他們意願的分量，他們全部簽署過同意書，明白自己所要經歷的一切。然而，人們由「我好想再吃一塊」轉變爲「難吃——再吃就要吐了」的速度快得令人驚訝。有些人只吃了十六塊就產生這項轉變，最高紀錄則達到七十四塊。

美味的巧克力怎麼可能變得難吃？這個嘛，我們的大腦必須能夠判斷「一樣東西吃起來好吃」和「一樣東西令人感覺很好」之間的差異。我們天生知道好與過度之間的差異，這類功能攸關我們的生存。愉悅與不愉悅讓我們得以知道食物是否含有熱量（甚至含有多少熱量），或者是否有毒。飢餓感讓我們知道自己是餓了或是吃得夠多了。喜歡與渴望極爲不同，[48] 我們可能喜歡某件事物，但當下可能渴望它，也可能不渴望，這要視環境而定——例如，剛吃下七十三塊巧克力的情況。

史摩爾博士想要了解喜歡巧克力與渴望（或不渴望）巧克力之間的差異，她將重點放在渴望——巧克力予人何種感受。實驗對象的大腦揭露了什麼？隨著巧克力的獎勵價值下降，流入眶額皮質的血液增加。一種解釋是，眶額皮質注意到原本美好的東西可能已經變得太超過了。

更有趣的是，後扣帶皮質（posterior cingulate cortex，簡稱PCC）在光譜的兩端，火力最爲強大：渴望更多巧克力與渴望這項實驗結束。這個大腦區域是名爲預設模式網路（default mode network）的神經中樞，對某種物質與行爲（如古柯鹼、香菸、賭博等）上癮的人看到暗示（可視同大腦觸發點）而聯想起這些習慣，這個部位便被啟動。

愉悅高原

妲娜繪製出了我所謂的愉悅高原（pleasure plateau）。

我們來看看愉悅高原在現實生活中是如何運作的。你餓了、想吃飯時，你坐下來，身體說：「餵我。」你開始吃，如果食物還能入口（美味的話就再好不過），大腦便會註記它是安全的熱量來源。此時，大腦與胃部聯繫，看看胃裡是否還有空間。你現在面臨上坡路，同時由喜歡與渴望所驅動，直到你吃飽爲止。此時你已到達愉悅高原的高點。

等你到達高原，喜歡程度略爲下降。食物不會突然間嚐起來非常難吃，只是不如之前那麼愉悅，但渴望則大幅下降，那是你的大腦正釋出慢下來的信號。在缺乏覺察之下，你繼續吃，動能持續增強。你沒有注意到前方的護欄，你沒有看到警告標誌寫著這是道路的盡頭，忽然間你就衝下了懸崖。我們都明白吃太多的感覺，不管是享用假日大餐或是趕時間而沒有注意。當我們墜入懸崖底部，塵埃落定，胃部釋出撐脹不適、消化不良的信號，讓我們知道自己放縱過頭了。

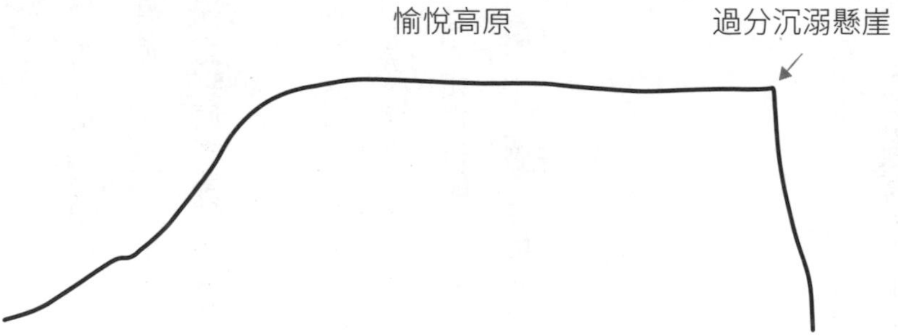

圖1　愉悅高原

現在，我們在狀況劇中加入甜點。吃完正餐後，如果你有吃甜點的習慣——或者只是想吃些甜的東西——你或許會渴望來點巧克力之類的。因爲此時的渴望與飢餓無關，這條上坡路沒有那麼陡峭——這條上坡路跟滿足有關，而不是飽足。因此，你更快到達高原，也更容易高速跌下過分沉溺的懸崖。

無論你是盲目飲食、習慣性過食，或者是淸空餐盤的愛好者，這些全都讓你很容易就衝下那座懸崖。等你墜崖，從撞毀的車子脫身，你覺得糟透了——心理上與生理上都是。過食的感覺並不好，耽溺於甜食的感覺並不好，我們身體明白這點。身體是明智的，也天生擁有可幫助我們停下來的系統，我們卻一而再、再而三地忽視。我們衝下懸崖太多、太多次之後，才開始注意到墜崖的眞正感覺——此時我們幡然醒悟，不想再一次又一次車毀人亡。

崔西跟我說了她品嚐冰淇淋時對愉悅高原的親身體驗：「在那個過程中，我眞切體認到究竟有多少口是我眞正享受其中的。到了某個時間點，我的嘴巴會變得很冰，於是我暫時停下來。吃到最後，變得一點都不好吃了。」

計畫中的另一名成員表示：「我仔細品味了自己吃下的每一口，而且有辦法在餐盤中剩下食物，心滿意足地離開！」

培養覺察可以幫助我們察覺自己是否吃飽了，則我們自然會鬆開油門，滑行到停車爲止，甚至不必特地踩煞車。安妮分享了她的體驗，專注飲食幫助她找到愉悅高原，當她的身體不想再吃時，她就不吃了。安妮描述自己最近是如何吃了合理分量的健康餐點當午餐，她吃的時候沒有看雜誌或手機。她告訴自己可以吃第二碗，如果她想要的話。她專心地吃，享受每樣菜色的味道，並且在不再感覺美味之後就不吃了。四小時後，她驚訝地發現自己還不餓，雖然她就只吃了一份而已。她的愉悅高原讓她得以明瞭自己的身體何時吃夠了。

現在：找到你的愉悅高原

這很簡單（但未必很容易），爲了定位出你最喜愛的食物或是三餐食量的愉悅高原，你需要專心吃每一口。問你自己：「比起上一口，現在這一口更令人愉悅、相同，或者更差？」除了這一口與上一口之外，不需要再做更多的比較。有所覺察不會讓你最愛的食物突然變得不好吃，但若是你可以注意到，它在進食過程中開始變得沒有那麼可口，那便是一個訊號，表示你大概已達到愉悅高原，接下來吃的每一口，其獎勵價值都會降低。

將覺察帶到你所吃的每一口，試著找到你自己的愉悅高原。你可以拿出一張紙，畫出Y軸，標示**愉悅**，再畫出X軸，標示**吃了第幾口**。你可以評估每一口，並在X軸做出記號。看看你會用多快的速度、在哪裡達到頂端。兩片洋芋片就到了嗎？一塊黑巧克力就到了嗎？你或許會對實情感到意外。

爲了順利掌握竅門，在剛開始嘗試時，你最好避開急著想吃某個誘人甜點或你最愛零食的這種狀況。因爲在饞涎欲滴的時候，我們是很難專心的。

接著，你可以將這種覺察練習帶到正餐，讓自己專注在愉悅、渴望與飽足的感受。讓嘴巴做你的主要嚮導，給你的胃十五分鐘跟上來，好讓它告訴你：「夠了！」從你吃下第一口之後，需要大約二十分鐘來處理飽足信號，所以從你開始吃東西，要花差不多那麼長的時間才能讓你的大腦註記飽足感——當然你也可能更快就飽了。雖然不必在吃了一口之後等上整整二十分鐘，但你確實必須給身體一點時間來處理你吃了什麼、吃了多少。[49-50]

著手開始練習之後，你或許會跌落懸崖一兩次，沒有關係。只要你能密切注意那是什麼感覺，便能由經驗中學習，下一次，你會更早看見信號。只要多多練習，自然滑行到停車爲止對你來說就會愈來愈容易。

第13章

第10天：渴望工具（第一部分）

如果你已開始尋找愉悅高原，或許會發現一個問題：你的高原似乎海拔挺高的。假如你過去曾有節制飲食的經歷——「喔，我完全不能吃某某東西，我會失控。」——可能會使你彷彿從來不曾抵達那座高原，或者說，似乎沒有任何護欄能讓你知道前方有懸崖。

這不是你或你的大腦有問題，而是反映出節制飲食的極限。這種「腦袋排第一，身體甚至排不到第二」的方法，並未考量到大腦的運作方式，因此，該方法在壓力測試時不堪一擊。承受壓力（或是被別種強烈情緒壓迫）時，我們很容易失控，破戒效應隨之出現，讓我們加速衝下懸崖。我們需要重新接起大腦與身體之間的線路。

這項重新校正的過程，有著可謂悠久、但大多受到漠視的一段歷史。

對「樂味」傾入注意力

我們正在爲「當下就吃對」計畫進行工具開發時，我偶然讀到我的朋友無著比丘（Bhikkhu Anālayo）所撰寫的文章〈古印度的過食與正念〉（Overeating and Mindfulness in Ancient India）。[51]無著比丘是一名佛教僧侶及學者，彼時進駐於西麻州的一間佛學研究中心。那時的我已有二十年的冥想資歷，也一直熱切地想要將佛教觀念轉化爲實用工具。無著比丘與我志同道合，畢竟佛教教義的核心——無論何種傳統與教派都一樣——正是終結一切形式的苦難。我曾請教無著比丘，佛教經文是否有談及飲食障礙的案例。他著實是一名優秀的學者，在進行一番研究之後，這篇文章誕生了。

在文章裡，無著比丘寫到有著暴飲暴食問題的波斯匿王（Pasenadi）的故事，他是一名仁君，於是前去請教佛陀。佛陀對此說了一則偈語：「人當自繫念，每食知節量；

是則諸受薄，安消而保壽。」無著比丘指出，佛陀說「節量」是指吃到足夠，但不要太多。在我聽來，那和愉悅高原很類似。波斯匿王看出這則偈語的智慧，於是雇用一個人在他每次吃飯時讀誦。藉著要專注於飲食的持續提醒，波斯匿王不再貪食，並逐漸減重。

除了無著比丘的文章，佛教經典時常著墨於三種面向的體驗（涵蓋了飲食與各種事物）：樂味（享樂）、過患（危難）、出離（解脫）。舉例而言：「我昔於色味有求有行，若於色味隨順覺，則於色味以智慧如實見。」[*52]

樂味，可以想成是耽溺於衝動、搔到癢處，或者解了對某種事物的渴。其闡釋如下：佛陀的開悟——從苦難中解脫——不是藉由強迫自己停止做可以帶來歡愉的事情。有許多故事談到佛陀還是王子時，耽溺於世俗的各種享樂——美食、飲酒、性愛等。但這些並沒有辦法證道，於是他走向另一個極端，成爲苦行僧，斷絕聲色，日食一麻一麥。是的，他也曾節制飲食，且遠不止於飲食，但這也無法讓他證道。

* 譯注：語出《雜阿含經》，意爲：我過去從事於遍求世間的樂味，證得了世間中所有樂味，我以慧善見了所有世間中樂味之所及。

他從而採取了截然不同的方法：專注。他**極為**專注在耽溺於渴求及斷絕世俗歡愉的過程。他問自己：「所求爲何？」透過這種探索，他看到耽溺於自己的欲望並沒有回報，於是便不想繼續下去。事實上，他對此感到幻滅。如果感覺不好，爲什麼還要做？

他亦發現，滿足欲望的樂味稍縱卽逝，甚至只會矛盾地產生更多欲望。這點很關鍵，不要忽略了這點。滿足想要吃一塊蛋糕的衝動在當下可能感覺很好，卻未必有高獎勵價值——蛋糕帶來的愉悅很短暫，卻會讓你渴求吃更多。就好像我們有個無法滿足的癢處，只得不斷抓撓，所以我們就去抓撓。抓癢的感覺很好，但過一下子卻癢得**更厲害**了，就這樣不斷重複，陷入佛教所謂的輪迴（samsara，苦難的無盡循環）。淸楚看出這種過程後，佛陀更加感到幻滅。

僅僅藉由專注以及找到迴圈，佛陀悟出了脫離輪迴之苦的途徑。現代科學對於破除習慣迴圈的發現，可謂與之完美契合。覺察幫助我們了解自己行爲的結果（獎勵價值）。當我們專注及聽從身體的信號，就能淸楚看到因（抓癢）與果（癢處依然很癢），如此便讓我們從舊習慣中覺悟，看見新的可能性。

唯有嘗試新做法，我們才能從這種無止境的習慣迴圈中解脫。我們試著不去抓撓，疹子便消失了，我們自由了。可是，不去抓癢不是很難受嗎？當然是的。不過，哪種感覺比較糟？癢一下子或是癢很長時間？大腦很難忽視眼前的癢。我們該如何借助立即性的滿足感來遏止抓癢的行爲？我們能否利用它來同時重新校正系統，好讓我們找到眞正的愉悅高原？

獎勵價値會根據我們吃了什麼與吃了多少來設定愉悅高原。吃到飽爲止，可讓我們心滿意足。過食或許可產生某種饜足，卻也同時造成身心的不滿足。吃一塊巧克力具獎勵性，吃七十二塊呢？那可不怎麼樣。依照古老的佛教教義，我們必須探索樂味之極限。而校正系統——找出實際滿足點——的唯一方法，正是透過正向與負向預測誤差。要解決過度沉溺，唯有依賴負向預測誤差：從自身經驗得知，吃太多的感覺並不如大腦所預期的美好。

我們設計了一款在現實生活中驗證這套理論的工具，其原理是對過分沉溺有所覺察，以便我們看見懸崖所在，並找到自己的愉悅高原。藉由實行這件事，我們就不會一路暴衝到懸崖邊緣才猛踩煞車；在愉悅高原滑行到自然停下，變成一件容易許多的事。

渴望工具（第一部分）

渴望工具的運作方式如下：

當自己對食物產生渴望的時候，加以注意。

如果你決定屈服於渴望，就吃吧。但是要專注——確實付出專注，注意自己吃東西時有什麼感受。觀察自己的身體、情緒和想法。基本上，不管是食物的種類或分量，就是照著你以往出現渴望的時候那樣吃，只不過要當作擴充版正念飲食練習那樣去進行，也就是專注於自己的感受。

之後，問你自己一個關鍵問題：「我這麼做，得到了什麼？」這會將原因（你吃了什麼、吃了多少）與對你的身心造成的後果連結起來。你的大腦或許有些現成的答案——通常是某種批評，比如「你不應該」或「這很糟糕」——但你的身體才是最清楚的。傾聽你的身體，從中汲取智慧。

如果想知道更具體的步驟，以下是詳細的說明，讓你更方便量化結果。

渴望工具

- 注意你現在為何想要吃東西（飢餓、情緒、無聊等）。
- 注意你正要吃的東西。它由哪些原料組成？外觀與氣味如何？
- 注意自己吃的每一口（氣味、口味、質地、溫度等）。
- 保持注意力直到吃完為止。

吃完之後，問問自己下列問題：

一、你吃了多少東西？（**在腦中圈選答案**）

實在太多了

太多了

適量

太少了

沒有

二、檢查你的身體。你現在生理上有什麼感覺？

糟透了！ -10 -5 0 +5 +10 好極了！

三、檢查你的情緒。你現在有什麼感覺？

糟透了！ -10 -5 0 +5 +10 好極了！

四、檢查你的想法。你現在注意到了哪些想法？

糟透了！ -10 -5 0 +5 +10 好極了！

現在加總你的結果，正分表示你對自己所做之事樂此不疲，負分則表示你正在通往幻滅的道路上。記住，獎勵型學習是根據一項行爲的獎勵有多少。如果你可以明確看出行爲帶來的結果，你的大腦便能準確算出你方才行爲的獎勵、無獎勵程度。這種計分可以讓你的大腦更爲精確地進行預測誤差計算。

你現在或許會懷疑地搖著頭。我吃了食物，滿足了我的渴望。我放縱了自己，而且感覺不錯。我的感覺甚至比「不錯」更好，因為有所渴望的感覺不舒服，如今渴望消失了，而我滿意了。沒錯，抓癢的當下或許很爽，之後，癢處卻更癢了，你又得去抓癢。此外，在你回答上述問題時，「腸胃炸彈」（gut bomb）效應可能尚未浮現，因此如果你第一題的答案是「實在太多了」或「太多了」，最好等個一分鐘或五分鐘或十五分鐘再作答。

除此之外，這個方程式還有更多該考慮的因素。你或許知道，我們的大腦和語言親密無間——我們如何向自己描述剛才發生的事情，確實會影響我們對那件事的體驗——我們用來詢問自己的用字，會塑造我們的體驗。

我們在實驗室中測試了許多不同問題，以找出能在人們完成練習後、得出他們的體驗綜合分數之最佳方法。我們請人們檢查自己在吃東西之後的想法、情緒和身體感知，再比較自己的滿意感與滿足感。表面上看來，**滿意**與**滿足**似乎是同一回事，其實不然。

你可以自己核實看看，在放縱於渴望之後，你有多滿意（satisfied）？又有多滿足（content）？對某些人來說，答案是一樣的，但對更多人來說，卻有著決定性的差異，這正是我們實驗室的發現。詢問人們是否滿意，無法反映他們是否有所幻滅。詢問他們是否感到滿足，則正中紅心。**使一項渴望如願以償，和事後感到心滿意足並不相同。**碰到有毒的常春藤而發癢時，抓癢可以讓我們稱心一時，但卻不會眞正滿足，因爲發癢的潛在原因仍未消止。抓癢不同於讓癢處消失。

因某件事物而暫時感到滿意，未必能讓我們獲得滿足，而且會讓我們無法看清自己正無意識地將自己困在無止境循環中的這個事實。不滿足則有助我們對於無盡循環感到幻滅，激勵我們從中脫離。請注意，這是一股自然而生的動力，我們不必強迫自己。我們想要改變，是因爲我們對現況感到不快樂，這又是我們不需要意志力來改變自己的另一個證據。你可以將渴望工具的第一部分簡化爲這兩個問題：

一、我這麼做，得到了什麼？（注意你的想法、情緒與身體感知。）

二、我有多滿足？（現在先問一遍，五分鐘及十五分鐘後分別再問一遍。）

每當你進行渴望工具的第一部分，都是在幫助你的大腦爲各項舊的（或新的）飲食行爲決定新的獎勵價值。你很快便會看到，每個資料點都在幫助你邁向行爲改變的引爆點，這種改變也代表會有新的、校正過的愉悅高原。就像我沉迷於蟲蟲軟糖的情況一樣，如果你在自己吃的「東西」（我不會把蟲蟲軟糖或多力多滋稱作食物，只能算是很有效率的卡路里傳遞工具）上得不到滿足，高原便會趨於平坦，而這種平坦就是洋芋片產業最大的噩夢，平坦意味著「我賭你無法讓我吃一口」。

你甚至可以練習將渴望工具運用在其他行爲上，因爲這就是你的大腦學習改變行爲的方式，無論是什麼行爲（例如，對你的小孩或伴侶大小聲之後，檢查看看自己是否感到滿足）。

❤ ♡ ❤

這裡要提另一個重要概念，正念飲食無法神奇地讓你不再喜愛巧克力或蛋糕或甜甜圈或冰淇淋或任何使你沉迷的東西。事實上，你或許會在注意到它的美味之後更加喜歡。重點是探索樂味的範疇。我們把渴望工具放進「當下就吃對」app的設計，是先請你評估現在的滿足感，接著分別在五分鐘與二十分鐘之後再問一次。如果你一下子吃了大量食物，過一段時間再追問的步驟便能發揮功效。要記得，熱量被吸收、胰島素上升、滿腹感信號發射、身體感受到飽足，大約就需要這麼久的時間。這讓你的胃、身體和大腦有時間通知你，它們是否不喜歡你剛剛做的事。如果你在做這項練習時並沒有過度放縱，那也是不錯的資訊，這有助於你體會達到愉悅高原、並在跌落沉溺懸崖前停下來的美好感受。

我們的身體有足夠智慧，知道吃下加工食品或垃圾食品的感受比不上未加工食物。我們的身體有足夠智慧，知道過食的感覺並不好。當然，我們可以利用「療癒食物」或過度飲食來安撫或麻痺自己，但這根本不會帶來療癒。我們需要清楚看出其中的因果關係。原因——過食——造成一項後果：不舒服。我們需要可靠的資料。

覺醒的過程通常是循序漸進的。如果我們習慣長時間食用某個種類或某種分量的食物，當我們開始注意這件事之後，會怎麼樣呢？根據我對蟲蟲軟糖的親身經驗，我們或許會注意到它不像記憶中那麼好吃，然而，這無法神奇地一舉消除我的蟲蟲軟糖習慣。這又是爲什麼？

那是因爲，假如我已經吃蟲蟲軟糖很長一段時間，其獎勵價值已相當牢固。當我足夠專注，並產生了負向預測誤差（不如預期），我的大腦仍可能會忽視那份數據。因爲我已經儲存了「蟲蟲軟糖好吃」資訊的龐大資料庫，唯一與之相反的一份資料點被丟到一邊。「啊，你一定是搞錯了。」我的大腦這樣自言自語。大腦預期蟲蟲軟糖是好吃的，而爲了系統的穩定性，它不會僅僅因爲一份資訊便突然改變所有事情。

從生存的角度來看，這是一件好事。當我們一再看到某件事情有助於我們生存，僅因爲一份新資訊便突然改弦易轍並不好。每當聽見可疑的巨大聲響，我們會拔腿就跑。我們必須弄清楚那個聲音是從哪裡來的，才能判斷那很危險或只是家人在開玩笑。多年來等候綠燈亮起才能安全過馬路的行爲，不會因爲某一次我們僥倖趁著四下無車時橫越馬路而改變。

我每次吃蟲蟲軟糖時都必須專注其中，以確定第一次的負向預測誤差不是偶然。我蒐集的資訊愈多，資訊便愈可能是正確、可靠的。那項異常值——大幅偏離我的預期的資訊——由異常變成了正常。它變成了可靠的信號。我不需要意志力，只需要專注，便能一再看到自己並不是眞的喜歡蟲蟲軟糖的味道，於是我逐漸覺醒，而且直到今日都保持覺醒。

不過那只是我個人的蟲蟲軟糖體驗。一般而言，這項過程多快會見效？

渴望工具要多久才會見效？

身爲一名科學宅男，我想要知道一個人得花多久才能從一種食物覺醒。在伊莎貝兒．摩塞利（Isabelle Moseley，當時是布朗大學的大學生）與薇若妮克．泰勒（Véronique Taylor，博士後研究員）主持的一項研究中，我們首先募集了六十四名過重的女性，追蹤她們在「當下就吃對」計畫中使用渴望工具的情形。[53] 八週後，我們測量了她們在食物渴望、壓力型飲食與獎勵型飲食方面的改變，結果發現，就跟我在前言提到的艾許莉．馬森數年前的研究類似，這些數值全部大幅下降。這件事令人開心，可複製性正是科學的標誌。

接著，我們對渴望工具加以檢視。我們可以計算獎勵價值的改變，也可以看到這些改變發生得有多麼快速。只需要使用渴望工具十至十五次，獎勵價值便會降到**零以下**。我們可以清楚看見隨著一次又一次使用渴望工具，獎勵價值不斷下降，甚至能看見實驗參與者身上的行爲翻轉，由屈服於吃東西的衝動變成不再聽從衝動。我們在一個逾千人的社群樣本之中重複進行實驗，又看到相同結果：當我們專注其中，無須多久，獎勵價值便會改變，行爲也跟著轉變。

這是個好消息。如果你有數年或數十年過食的習慣（舉例而言），你不用花上數年或數十年來改變這種行爲。我們的大腦有很高的可塑性。我們必須能夠快速適應環境；老祖先們可沒有那種餘裕，被老虎追了二十回才明白那種情況很危險。他們需要快速學習，而我們仍保有那種能力，我們愈是發揮專注力，學習得愈快。

羅伯是這麼說的：

我沒有努力去改變任何事情。我沒有心懷目的。我沒有節食，也沒有限制飲食。在此之前我已試過各種方法，當我接觸到這項計畫時，早已完全投降了。在我接觸到好奇心〔用好奇的態度付出專注〕之後，一切都改變了。我很快便明白我是在忍受活著。我很不舒適。被多年的焦慮與肥胖所折磨，我覺得就算我想要，也已經沒有任何心力去改變任何事。想到要轉入覺察模式只需一丁點力氣，而那是我所能鼓起的僅餘力氣。經過數週，我甚至無須再鼓起那一丁點力氣。取而代之的是來自內心的召喚，叫我要保持好奇心，因爲那樣實在好過多了。

羅伯並不需要別人提醒他專注，他所承受的痛苦已足夠使他產生動力。他探索樂味的範疇，並在這個過程中覺醒。無論你是使用渴望工具，或者只是簡單地問自己：「我這麼做，得到了什麼？」你都可以靠自己進行這項過程。

現在：使用渴望工具

試試看在接下來的幾天，每天至少使用渴望工具一次。特別是在感覺不餓卻有吃東西的衝動，或是有過食習慣的你即將大吃一頓的時候，別忘了要使用。你可以在吃東西的時候打開本書，問問你自己渴望工具所羅列的問題。吃完東西時，仔細注意自己是否心滿意足。

第14章

第11天：建立你的覺醒資料庫

我們來回顧一下前面的旅程。在第一部，你學會找出自己的飲食模式。在第二部，我們學到如何注意自己的行爲有多少獎勵（或沒有獎勵），好讓你打破習慣迴圈。

你已明白如何使用渴望工具來評估吃一項特定食物時的感受。只要經常使用，渴望工具將協助你建立起我所謂的覺醒資料庫——像是一間負向預測誤差的記憶儲藏所，當你的眶額皮質在決定要吃什麼時可以從中汲取。在你得以做出更好的選擇之前，你需要先削弱長期習慣行爲的吸引力。

每回獎勵價值下降，覺醒資料庫便又輸入一筆資料。隨著眞正的獎勵價值趨於明顯，該項行爲在獎勵層級中的位階便會上升或下跌。

渴望工具是爲了讓你從親身體驗獲得即時資料而專門設計，那些資料點都是金石良言。說到改變行爲，最有價值的莫過於你自身的體驗，而立即回饋是最佳的學習方法。我們即時看到行爲的結果，所以不會跟其他原因產生混淆。如果稍後才看到結果，就無法知曉原因爲何，因爲很難將結果直接連結到行爲A，畢竟之後又發生了行爲B和行爲C，也可能是其原因。你愈常使用渴望工具，就能在你的覺醒銀行帳戶存進愈多資料。

當你的覺醒資料庫有了足夠資料，就會有很酷的事情發生：你的渴望不再擁有以前那種吸引力。爲什麼呢？在我們嚐到、聞到及感受到香菸有多麼糟糕之後，只要回想那種體驗，我們的大腦就會說：「我幹麼要做那種事?!」當我們記起過去那十次過食的行爲時，身體與大腦告訴我們的話語，大腦就會開始質疑我們：「眞的嗎，你確定？還記得上次你這麼做的感受嗎？」

水到渠成

十多年前，在我們的一項戒菸研究中，我們觀察到培養覺醒可以在時間的作用下幫助我們逐漸抑制渴望。結束四週治療後，人們戒菸了，卻回報仍有強烈的渴望；渴望並未隨即煙消雲散。幾個月過後，他們對香菸的渴望大幅下降了。他們早已停止爲渴望火上加油，然而，就如同不再添加柴薪的火堆，渴望還需要一陣子才會自行熄滅。

開始療程大約一個月後，傑克問我，他所學習的技巧要多久才會發揮作用，我看得出來他希望我會說：「快了快了，傑克！」

他正使用的工具是我們在前兩次會診時談到的：當他有吃的衝動時，就加以注意——爲什麼吃，以及吃的時候也要帶入覺察，才能更精確地評估自己何時吃飽了——如何吃。他的說法是：「我問自己：『你是餓了還是習慣性吃下更多東西？』我有了一定程度的覺察，但還需要更貼近自己的身體。我可以判斷我不是眞的餓了，不過仍有衝動想吃更多東西。」說起他習慣把餐盤清光，他指出：「這很矛盾。我知道接下來會有〔過食的〕不愉快體驗。可是我的大腦跟我說，吃下去會有美味的獎勵。〔他的大腦告訴他：〕『你不會想丟掉剩菜，你可以把它吃光光。』那非常誘人。」

傑克所描述的是典型的大腦與身體拉鋸戰。我們的大腦告訴我們一件事，身體信號卻顯示另一件事，我們該聽誰的？

我問傑克他的飲食習慣持續多久了。「我可以一路追溯到童年。我痛苦地記得一切——維持了整整五十年的習慣。」他接著說：「我看到習慣迴圈導致我吃下更多東西。有時我因爲焦慮或難過而吃東西，但在這些時候，情緒只是讓我回頭吃更多的一個觸發點，因爲我一直以來都是這麼做。」

五十年是一段養成與增強習慣的漫長時光。我們的飲食研究顯示，獎勵價值的轉變相當快速。我們亦檢視了使用飲食渴望問卷後，在飲食渴望方面的改變。經過兩個月，飲食渴望大幅減少的同時，壓力型飲食亦有所減少。幸好，如同資料顯示，破除習慣並不需要五十年的時間，但確實需要重複建立覺察。

在會診結束時，我給傑克一項任務：觀察你的體驗戰勝你的大腦需要多久時間。我也解釋道，他的挫敗或許可以追溯到我們大腦一種名爲延宕折扣（delay discounting）的怪癖。

延宕折扣

我們的大腦喜歡向前看，我們展望未來，想像我們想要去的地方及什麼行為可以讓我們抵達那裡。例如，對於生活在北半球的我們來說，一月一日通常很冷，我們穿上毛衣毛褲想要保暖。我們想像到了夏天可以去海邊，或外出沐浴在溫暖的陽光下。有多少人開始想像——社會常規、期望與習俗在此扮演了重大角色——我們在天氣變暖之後會是什麼樣子呢？我們看著度假的廣告小冊子，看見穿著清涼泳裝做日光浴的纖細男女。廣告看板、雜誌和社群媒體都在催促我們——有意識或無意識地——向那些瘦得要命的人看齊。我們的大腦接受了這種想法，於是我們設定了（又一個）減肥瘦身的目標，以便美美地穿上泳裝。在感恩節到新年期間的大吃大喝之下，一月一日是設定少吃、多上健身房的傳統日期。大腦敦促我們付諸行動，說道：「現在就做，之後你會獲得獎勵。」

今日設定計畫俾以在未來獲益的概念頗有道理。假如我們在高中或大學拿到好成績，就會找到好工作。如果我們今日儲蓄，就會有更多退休金。若今晚我們刷牙，就比較不會蛀牙或需要做根管治療。假使我們戒菸，便不會得癌症。要是一切順利，等我們在某個陽光燦爛的地方開始過退休生活時，我們將用甜美笑容（沒有假牙！）面對鏡子（看著沒得癌症的海灘身材）。

一月二日，我們回去上班，看到電郵信箱裡的長串信件，我們壓力山大，拉開辦公桌抽屜找糖果吃，所有那些計畫都被拋到窗外。

怎麼回事？

一月奮發向上，到二月就失敗——假如我們能持續到二月的話——有個科學名詞稱之爲延宕折扣。這方面有許許多多研究（華倫・畢克爾〔Warren Bickel〕等科學家是此領域的佼佼者），基本上是這樣的：我們偏好現在較少的獎勵，勝過日後較多的獎勵。經濟學家可以精準計算這點，比如讓人們在今天拿十美元與下週拿十一美元之間做選擇。你會偏好哪個？如果我可以現在就給你一張白花花的十美元，或者保證下週除了十美元再外加一美元給你？大多數人會選擇現在就把現金拿到手的策略。爲什麼？我們的「會計腦」也許會計算其間差異，指出十一美元比十美元多了一成，如果我們本週將十美元存入銀行、下週再提領出來，也絕對無法得到那種投資報酬率。但另一方面，我們的生存腦告訴我們，**嘿，我不知道這傢伙下週會不會出現。別冒險了，拿錢走人。**

時間是這項過程的關鍵因素，因此延宕折扣也稱爲時間折扣（temporal discounting/time discounting）或時間偏好（time preference）。我們偏好確定的事物。未來愈遠的時間就愈不確定，現在到下週之間可能發生各種事。現在到下個月、甚至到明年夏天之間，更是誰都不知道會發生什麼事。

因此，被賦予選擇時，我們的大腦堅守著一而再、再而三奏效的方法，也就是堅守習慣。我們或許想要爲了夏天而減重，可是夏天很遙遠，我們不知道這段期間會發生什麼事，我們連能不能活到那時候都不知道。但是我們確實知道糖果的滋味，我們確實知道在此刻的壓力之下，糖果可以給我們一些短暫的解脫（或者至少分心）。六個月後穿夏季服飾？不如現在吃蟲蟲軟糖吧！

你或許在想：「他幹麼跟我們講這些關於大腦的壞消息？」

這個嘛，反正你總會聽到壞消息。你寧可拖延六個月還是現在就把這段讀完？就像迅速撕掉ＯＫ繃一樣，或許有點刺痛，但遠勝過將疼痛延長。事實上，大部分的痛苦都已經過去了。你早已知道延宕折扣是怎麼一回事——根據你的親身體驗。你無疑經歷過腦海裡「你不應該」的理智聲音被想要放縱的衝動所壓制，所以你或許可以視之爲好消息，並轉而利用你的延宕折扣腦：現在就學習與改變，不是好過拖延到以後嗎？畢竟以後習慣會更加牢不可破？

首先，明白延宕折扣的運作能讓你減少對意志力的信賴。意志力時常拿延宕獎勵來承諾我們：現在少吃一點，戒菸，存錢，多運動，你未來就會更快樂。但是，難道你不想現在就快樂嗎？**想**！你當然想。

這就是你現在可以開始駭進你大腦獎勵系統的地方，用一件我們已經在做的事——問你自己：「我這麼做，得到了什麼？」這個問題的目的就是要在此刻幫助你。每一個「此刻」都會在大腦銀行裡存錢，從而孳生利息，以供未來需要的時候用「無動於衷」的形式提領出來，無動於衷也就是幻滅與覺醒。崔西描述她花了好一段時間，才得以在跟家人吃節慶大餐時對過食保持醒覺，她說：

上一個感恩節是我第一次在感恩節沒有不舒服，因爲我以前都吃太多了。那眞的很棒，因爲當我拿著餐盤走向自助餐桌取用食物時，我很清楚食物將影響到我，所以我想吃的每樣東西都只拿少量。我已經知道多少分量的食物能讓我吃得滿意，以及再吃下去就會不舒服的臨界點。

有些時候你只是需要注意到某件事一次，就會決定「我不想再那麼做了」，也有些時候需要多次試驗。所以說，長期下來這件事已經過多次試驗，因爲我經歷過那麼多次感恩節，才注意到我最後會崩潰。我陷入食物昏迷。我不再享受跟難得見面的人互動社交，只想要早早回家，早早睡覺。我花了那麼多年、那麼多節日、那麼多活動聚會才明白我不想再那麼做，不想再覺得身體不舒服。

崔西指出，這無關熱量追蹤或意志力，而是關乎在那個時刻感到滿足的貨眞價實的獎勵。她繼續說道：「這跟我應該吃多少沒有關係，跟測量我盤子裡的食物分量沒有關係；而是在於花時間學習我對多少口食物樂在其中。」

崔西亦點出在過程中保持耐心的重要性。我們的大腦很容易忘記吃太多的感受，取而代之的是對過去正向事情的回憶：**那真的好好吃喔，我那次非常開心**。諸如此類的。我們的大腦總是希望汲取正面的歷史，因此它記得好事，卻遺忘眞正發生的事——直到發生夠多次了，我們才無法再忽略事實。重複觀察才能帶來持久的改變。我們愈是專注，觀察愈是準確，大腦便愈快相信那些是某些事情已然改變的確切信號。我們大腦的獎勵價值信號就此更新；愉悅高原已經根據今日的現實而重新校正及調整。此時，我們便會知道我們的覺醒資料銀行（就像銀行帳戶）已經累積了足夠價值，讓我們可以開始提領變現。

我們必須用這項新資訊來填滿資料庫，才能擠掉舊資訊，明確建立新的獎勵。直到此時，這項行爲改變才會成爲我們的新習慣。我的蟲蟲軟糖覺醒資料銀行已經滿了，我不再需要吃下蟲蟲軟糖才能知道這項信號是正確的，只需回想吃它的感覺便足以讓我說出：「謝謝，不用了。」

假設你先前總是搪塞了事，或者你的大腦不想接受那項資訊，要記住，覺醒並不會讓美食變得沒滋沒味，或者讓巧克力變得不好吃。你也許已開始注意到，如果你全神貫注，沒錯，你最愛的冰淇淋仍是你的最愛。如同我曾講過的，你甚至可能會更喜歡。但是，我們已經見證了喜歡與渴望截然不同，享受美食沒什麼問題。藉由專注，我們現在可以從放縱與自動化進食——藉由從經驗中學習——轉變爲心滿意足。每次我們改變行爲，就是在覺醒資料銀行存進資料，將來會更容易汲取過去的經驗。

現在：建立資料庫

讓我們來建立覺醒資料銀行吧。你很幸運地已經有了做這件事的工具：渴望工具。如果你已經用過這項工具幾次，你正在進步當中。挑一樣對你尤其構成問題的食物——換言之，你的蟲蟲軟糖會是什麼？或者，如果過食是你的長期困擾，就把焦點放在那裡。看看你能否對這項行爲使用渴望工具十到十五（或更多）次，並記錄結果。你甚至可以將綜合分數繪製成圖表，看看隨著時間會如何演變（Y軸是分數，X軸是時間）。

第15章

第12天：回顧——回頭看才能向前走

無論你多麼注意身體的信號，無論你多麼善於判斷自己是眞餓或假餓，你都難免會失誤。你是人類，不是機器人。幸虧我們不可思議的大腦處理體驗的方式讓全世界最強大的電腦都相形失色，還能讓你由挫敗中學習。昨天吃了一整包洋芋片？沒什麼大不了。在節日或慶祝大餐上吃了兩塊派——好吧，其實是三塊派？沒事沒事。戒不掉吃消夜的習慣？別太擔心了。只要你能善加利用這些經驗，便能將它們從挫敗感或羞愧感轉變爲進步的動力。

用回饋作為燃料

想想你最喜歡的運動員，儘管他們辛苦訓練，而且大概天生才華洋溢，但若無教練協助，他們也無法達到巔峰表現。即便是頂尖運動員也一樣得積極尋求回饋，因爲他們知道可以由他人指出的可改進之處學習，他們衷心歡迎那些獲得回饋的機會。如果他們不理會教練，就學不到東西。

教練不會只是指出運動員做得好的地方，他們也會點出擁有改進空間之處。**你在這裡的反應太慢了**。**記得要迅速邁開雙腿**。好的運動員會接納回饋，下回在球場或賽道上做出調整。我們可以由自己的錯誤中學習。

事實上我會說，比起一路平順，失敗或跌倒讓我們學到更多。這是天大的好消息，因爲若我們的目標是學習，無論我們在任何任務中表現得是好是壞，都能有所前進。人們太常在失誤時將自己困在「進一步，退兩步」的思維，他們因爲未能順利前進而感到挫敗，這種想法是假設唯有進步才有用，卻忽略了一項事實——從錯誤中學習才是向前邁進的最佳方法。

學習的過程不是直線型，而比較像是鋸齒狀的。有時當我們從發生的事情中學習，看起來好像倒退了，但那或許是讓我們做好準備，向前跨出一大步。這正是省思的意義。

覺察當下當然非常好——甚至可說是最理想的情況——但是，要在當下便注意到我們的行動結果可能很困難，因爲我們畢竟身在當下。有旁人想要獲得我們的注意，背景正在播放我們的愛歌，工作上的問題不斷湧到腦海裡。我們無法總是後退一步，清楚看見自己在做什麼。況且，當下的那一刻稍縱卽逝，或許我們那個時刻的心情就是無法專心，這種狀況很常發生。簡言之，那就是「管他的效應」，**一切都太難了，管他的，我就是無法專心**。

準備好聽我的答案了嗎？這些都沒關係。如果你三不五時就把精心培養的正念全部拋諸腦後，沒關係，你並不會全盤皆輸。我們心智有一個不可思議的面向，就是我們有能力在事後重溫體驗。我們或許無法永遠保持正念飲食，但我們可以在沒有做到的事後回想起來。

事實上，有時候我們事後回顧一件事所能學到的，多過我們在事發當時所能學到的。重回運動賽事的比喻，一件當下或許不明顯的事情，在我們用慢速重新看一遍重播時，就會變得很明顯。

傑克的失誤

在我們第四次會診時，傑克跟我說到前一天的晚餐，他從一家墨西哥餐廳外帶餐點。在點餐之前，他自我檢視了想吃的是什麼，決定點一份大沙拉。到目前為止都不錯。他和妻子開動之後，他開始專注，注意到自己的欲望正在消褪，他已接近愉悅高原。「我一邊吃著，意識到我已經飽了，超過我所需要的。」做得好，傑克！他告訴自己已經吃飽了，可是……他繼續吃。他也注意到，他對自己說至少沙拉很健康，而這似乎增強了過食行為。

傑克證明了我們無法光憑意志力來擺脫習慣，他的例子說明我們的大腦會如何改寫故事，讓自己始終站在勝利的一方。首先，大腦叫我們停下來，如果大腦發現那行不通，便會說：「好吧，再吃吧。至少那很健康。」

將注意力放在我們行動的結果，對於更新大腦的獎勵價值、進而改變價值是極爲重要的。如果你無法在行動之前注意結果，不妨在行動之際加以注意。這些行動會造成痛苦後果嗎？如果你無法在行動之際注意，至少可以在行動之後注意。這些行動是否造成了痛苦的後果？事後注意仍然有用。吃到超過我們所需的分量時，那些痛苦後果會展現在我們的身體上（用傑克的話來說）。那些後果也可能變成懊悔的想法與感受，顯現在我們心裡（與身體）。即便你無法在行動前加以注意並汲取你的覺醒資料庫，或是發現自己迷失在行動當中，你也可以在事後檢討學到許多。

這裡要插播一段重要的解釋：後悔不同於羞恥。後悔讓我們明白有些事不對勁，將來需要改變。羞恥則只會讓我們陷入罪惡感及慚愧的漩渦——將焦點從我們的行動上挪開，並讓我們不斷自責（稍後再詳談這點）。

我可以看到傑克大腦裡正在形成的連結。「我目前就是那樣！我找到一個很好的觀看角度。這是一種過程。」

傑克已準備好學習「回顧」了。

回顧

爲了幫助傑克運用自己的失誤並從中學習，我帶領他進行了一遍回顧的程序——基本上就是重播已發生的事情。我問道：「你現在可以回想起昨晚吃太多的感受嗎？」他點點頭，表示他可以。

「你的身體有什麼感受？」

他停頓了一下，用心感受身體，並回想自己的體驗。「我覺得不舒服，我的胃壓迫到內臟和皮膚。我感覺我的胃被撐開了，飽到沒必要的程度。不舒服。」

我接下去說：「如果現在你面前放著晚餐，而你記起這些，會對你今晚吃晚飯有幫助嗎？」

他說：「下一口會比上一口更令人愉快嗎？當我達到飽足時，答案是不。這兩點合起來能讓我說出**夠了**。我太過投入於想要完食的心態，我總是把東西吃光光。我確實想過『我不需要把這個吃完』，但我會將那種想法拋開。那只是沙拉，我說服自己沒關係。我聽從自己的腦袋，而不是身體。」

他在回顧練習的結尾問自己：「如果我現在就停下、不吃了，會有什麼感覺？是不是會舒服許多？」

♥ ♡ ♥

我們的大腦根據過去體驗以預測未來。當我們進行回顧時，無論是事發數小時後或隔天，我們可以慢慢來、回想所有細節。假如我們的回憶足夠鮮明，單是感受回顧時的感受，便可改變我們首次執行該行爲時的同一個大腦模式。我們的大腦會將感覺X註記爲感覺X，無論是一天前感受到或是現在感受到都一樣。

在我們注意行動的結果時，不論是飲食或其他方面，回顧可以具有非常強大的力量。我們在事後回想，問自己：「我做這個，得到了什麼？」我們去加深那段回憶。我們可以一遍又一遍地回想，直到有助於我們從中學習。我們對於行動之結果的回想愈是生動鮮明，就愈能聚焦於此，並得到負向預測誤差，對於該項行爲愈加覺醒。我們愈是培養這份覺醒，便愈是加深那段記憶，我們愈是加深記憶，將來就愈容易將之召喚出來。

回顧對我們的記憶有著巧妙作用，因爲我們已經稍微鑿深了大腦迴路，等到下次我們發現自己陷入相同情況，就會更容易回想起上次發生的事。我們愈是回想，迴路就鑿得愈深。藉由每次回想，我們可以培養能力，做出更好的選擇。

我們**如何**回想，跟我們回想**什麼**同等重要，甚至可能更爲重要。我們必須確切感受當時的感受，才能在回想時重現。如果我們沒有去感覺腹脹、消化不良、後悔或任何其他後果，我們的大腦便學不到東西。行爲結果的**感受體驗**比行爲本身更加重要，那是傳輸給大腦的信號，告知是否要重複這項行爲。每次我們重播與感受行動的結果，都會愈來愈容易明確記起行爲的獎勵——或者沒有獎勵。

最棒的是，回顧不花任何成本，它是一種有益健康的心靈點心，我們有需要時便可以咀嚼（只要我們能發揮好奇心與疼惜，取代批評、愧疚或羞恥的舊習慣）。以下這個例子能讓你了解如何運用在現實生活中。

在我共同主持的一個每週視訊團體中，有一名成員很苦惱，她描述前一天她下班回家，原本打算吃一份健康晚餐。可是，在公司度過辛苦的一天令她疲憊，於是她用氣炸鍋做了墨西哥玉米片配起司。這道料理導致她嚴重胃痛，只得服用制酸劑和其他藥物，看能不能緩解脹氣，但無論她怎麼做，都沒有效果。她因爲不舒服，直到凌晨三點都睡不著。她已經加入「當下就吃對」計畫大約兩週半了，因此明白專注的概念，但如她所說：「有時候我累了，我做不到。我只想吃我想吃的東西。」她對於無法控制自己而懊惱不已。

如同我與傑克的會談，我不談自制的話題，轉而問她是否還記得事情的結果。是的，她記得一清二楚。我指出她的經驗並沒有白費，每一次她充分回想當時情況，都能降低獎勵價值——但不必實際上重複那種行動。她的語氣與表情如釋重負，從擔心轉變爲有所領悟。她回想的那一刻就是在學習，這鼓舞她繼續做下去，讓她的心態從「我搞砸了」轉變爲「我可以由此學習到什麼？」。

我們在不餓卻有吃的衝動、甚或我們跌落放縱的懸崖之時，都能運用這種回顧的技巧。我們甚至可以在達成健康飲食之後繼續運用這個技巧，也就是我們沒有暴食或過食，成功滑行並停在愉悅高原上的時候。正如同我們的大腦從負向預測誤差當中學習（「呃，過食的感覺非常差！」），我們的大腦也能從正向預測誤差當中獲益（「哇，沒有吃太多／吃了健康的一餐之後，我覺得輕盈、有活力。我很自豪能做到這點，沒有一絲愧疚！」）。

不管是我們在當下目睹或事後回顧，每一步都可以帶我們前進——只要我們放開心胸學習。

現在：進行回顧

你現在就可以練習做一次回顧，拿出你的日誌或筆記本，回想上次你吃下屬於你的蟲蟲軟糖，或是墜下過度耽溺懸崖的記憶。先花點時間專注在味道或分量。現在，將覺察置入你的身體。你可以想起事後的感受嗎？你可以想起當時升起的想法或情緒嗎？在事發二十分鐘之後有何感受？問問自己：「我做這個，得到了什麼？」不要讓你的大腦主導談話，而是看看你的身體有什麼話要說。現在將你的體驗用文字寫下來，如同羅伯所做的，在紙上鉅細靡遺地寫出來。這將幫助你記憶，讓你未來能夠更輕易地回想，同時也會協助你準備好使用渴望工具的第二部分。

第16章

第13天：渴望工具（第二部分）

那是二〇一八年的平凡一天，我正搭上飛機，那是橫越美國的航班，所以照我平常吃飯的時間，至少有一餐會在空中度過。我通常會自己準備一些健康的食物在機上吃（目前的首選是酪梨三明治），但那天早上我匆匆忙忙出門，登機的時候手提行李內沒有任何食物。準備起飛時，空服員詢問我是否想吃點心，她遞上一包起司餅乾，是那種像交通三角錐一樣的亮橘色。想到我是空手上飛機，我看了看那包鮮豔的橘色餅乾，老實說，我短暫受到誘惑（有免費食物！），但我做了一件讓我改變心意的事：我想像自己拆開包裝，放進嘴裡，吞下人工成分的薄脆餅乾和假起司醬，然後發現自己的胃在翻攪。我並沒有真的吃那包點心，只不過是**想像**吃下去的情況及胃的反應。

事實證明我們的身體非常聰明，不需要看成分表便知道某樣東西對我們是否有好處，我們只要聆聽身體卽可。

那十秒鐘——模擬吃下餅乾，胃口盡失——種下了渴望工具的種子。當你問自己「我做這個，得到了什麼？」，你便明白它有獎勵或是沒有獎勵。利用回顧，你回想自己從過去行爲學到的東西。在渴望工具的第二部分，我們將結合回顧過往體驗與使用渴望工具所收集到的當下體驗資料。你將運用這些資料點去窺探未來，在你行動**之前**預測行動的結果，使你能夠改變未來的發展。

使用渴望工具來評估儲存的獎勵價值

首先，在你產生進食渴望時加以注意。

其次，**想像**吃下那個食物，盡情想像它的美味，想像它的外觀、氣味、溫度、質地、口味等。如果你因爲食量而苦惱，則專注在想像你吃了多少分量。不要有所保留，在想像中放開來吃吧。

第三，想像會有什麼結果。那些食物進到你的胃裡是什麼感受？吃太快或吃得過飽有什麼感覺？你的心情和精力狀態受到何種影響？你產生了什麼情緒？沮喪？生氣？失望？

這裡我們再次採用渴望工具的第一部分，用以量化你得出的結果。唯一的不同是，你並非在實際做出行爲之後回答問題，而是在想像做出那項行爲之後。

渴望工具（第二部分）

想像下列情況：

- 注意你現在為何想要吃東西（飢餓、情緒、無聊等）。
- 注意你正要吃的東西。它由哪些原料組成？外觀與氣味如何？
- 注意自己吃的每一口（氣味、口味、質地、溫度等）。
- 保持注意力直到吃完為止。

在你想像吃完東西之後，問問自己下列問題：

一、你吃了多少東西？（在腦中圈選答案）

實在太多了

太多了

適量

太少了

沒有

二、檢查你的身體。你現在生理上有什麼感覺？

糟透了！ -10 -5 0 +5 +10 好極了！

三、檢查你的情緒。你現在有什麼感覺？

糟透了！ -10 -5 0 +5 +10 好極了！

四、檢查你的想法。你現在注意到了哪些想法？

糟透了！ -10 -5 0 +5 +10 好極了！

【第二部分】

現在回答下列問題：相對於進行這項練習之前，你現在想吃某種食物或某種分量的衝動有多強烈？

減弱許多 -10 -5 與練習前相同 0 +5 +10 增強許多

做過這項練習之後，通常會發生兩件事。如果你過去不曾仔細注意吃下這種食物或分量的結果，你或許會更渴望去吃。沒關係，這只是表示你需要更多資料。你可以繼續使用渴望工具的第一部分——在吃的時候保持專注。只要有需要，你可以不斷重複該項程序，持續加入資料，以建立起資料庫。

假如你**過去**有仔細注意，而且資料銀行的庫存已充足，你或許會注意到，你不像開始練習前那麼興奮地想去吃。我對起司餅乾使用渴望工具的結果，給了我一個清楚的判讀：比起吃掉餅乾，不吃餅乾會讓我感覺比較好。

如果你已經好一陣子沒有吃過某種食物或某種分量，你也可能會更渴望去吃，那是因爲我們的大腦得利用過去體驗才能預測未來行爲。假使你上次沉溺於某種東西（例如蟲蟲軟糖）已是一陣子之前，你可能已經很難記起那種體驗的感覺，因此很難回想其獎勵價值，這也沒有關係。如果有這種情況，你可以回憶最近一次沉溺的時候，召回當時的記憶，回想你身體的感覺。感受的身體比思考的大腦更爲強大，你的眶額皮質會傾聽你的身體上一次提交的證據。若是很難喚起切身的記憶，不必擔心，那只是表示你的資料庫需要一些更新。就像電腦的新作業系統無法存取太老舊的光碟或記憶卡，你需要收集更多資料，請回頭去使用渴望工具的第一部分。

確切來說，使用渴望工具並不是一種智識上的練習。在我們腦中某處，我們都明白吃下某種食物或分量對我們「不好」。我們也都明白，單純在智識上知道一件事並不足以產生影響。如果你用思考在進行這項練習，也注意到這件事，看看你能否將思考擱置一旁。沉入你的身體，專注在直接而切身的體驗。我的胃有什麼感覺？我做了這件事之後有什麼情緒感受？記住，感受的身體比思考的大腦更爲強大，感受的身體才是行動的源頭。用科學術語來說，你把先前飲食行爲的獎勵價值帶入工作記憶。

渴望工具仰賴於一項簡單的要素：覺察。當我們使用渴望工具的第一部分去注意飲食行爲的結果，就能更清楚看見吃了什麼或吃了多少讓我們身心不滿足。一點一滴的資訊存入我們的資料銀行，直到存滿了，就能從中汲取以供渴望工具的第二部分使用。在第二部分，我們覺察此時此刻，對自動化進食按下暫停鍵，在腦中進行模擬以預測行爲的結果：假如我吃了X分量的Y食物，會發生什麼事？

有趣的是，現代使用的「正念」一詞是從古代巴利語的「念」（sati）翻譯而來，原意爲「記得」或「回想」。[54]就大腦的觀點來看，我們在當下汲取過去經驗以預測未來行爲。在渴望工具的第二部分，我們想像吃了X分量的Y食物會發生什麼事。不過，我們大腦實際所做的是記起吃了X分量的Y食物有什麼感覺。如果得出淨正向值，我們大腦會說「去做吧」。假如是淨負向值，那份覺醒則能幫助我們不重複該行爲，因爲大腦有足夠證據，證明不該去重複感覺不好的行爲。如果我們缺乏充足資料去模擬將發生之事，或者想不起那種感覺，我們只需再次使用渴望工具的第一部分來收集更多資料。

賈姬描述學習覺醒對她來說是「大開眼界、改變一生」的事，當她明白自己有數十年的覺醒資料可以用於渴望工具的第二部分，她更爲振奮了。如她所說：「誰知道過去那些不愉快的體驗，現在竟然能派上用場！」即使經過數年，她現在仍能輕易回想上回暴食的完整體驗。一開始先是一杯焦慮、興奮、期望與羞愧調和而成的「管他的」雞尾酒，驅使她從食物限制監獄逃脫。甜甜圈的愉悅味道僅持續了幾口，便因想要麻痺最初引發暴食的壓力情緒的急迫感而被囫圇吞下。接著是「極度不適的飽脹、沉重和反胃，讓我覺得動彈不得、甚至喘不過氣。」她通常在夜晚暴食，所以更多不良後果隨之而來。翌日早晨，她會產生一種飲食宿醉——所有食物都像是腸胃炸彈，一種生病、疼痛的感覺，「再加上一份自責」。往事不堪回首，但至少她妥善利用了這段回憶。

學習探索自己的暴食體驗之後，賈姫便能汲取這個覺醒資料庫的資產，用在渴望工具的第二部分：

當我感覺即將暴食，通常是我結束教課或照護工作的回家途中，我會停車在商店或速食店門口，告訴自己想要的話便可以暴吃一波。我會在腦海裡重播自己暴食的話會是什麼情況。我會重播全程的情況——購買時的心神不寧、短暫的紓解——**然後**是胃脹氣、不舒服、羞愧、反胃、昏昏欲睡、睡眠品質不佳、飲食宿醉及自責。此時，我會駕車離開（通常自己開心地笑起來），感到難以言喻的自由與力量！這個小遊戲我已經玩了好一陣子，因爲不再淪爲渴望的奴隸實在太奇特、新鮮又有趣了！

試著研究一下，你要如何開始將渴望工具的兩個部分應用到你現在的生活。一如賈姬的案例，看看你是否早已儲存了許多覺醒資料，可以立刻進入模擬的階段。如果你還沒有那麼多資料，不要擔心——抵達那個階段總要花一些時間。嘗試看看你每次吃東西時可以收集多少資料，同時，提防自我鞭笞的習慣迴圈，像是批評或責怪自己還沒有搞定一切。在這種情況下，以同樣方式使用渴望工具：問你自己從這種習慣得到了什麼，看看你能否同時培養覺醒。你愈是注意每一口（或是每個自責的念頭），資料銀行建立的速度就愈快。

現在：使用渴望工具的第二部分

下次當你有衝動想吃讓你困擾的某種食物，或者即將要吃你通常會過食的一餐飯（清光餐盤俱樂部），請使用渴望工具的第二部分。用筆記記下想繼續從事該行爲的衝動有多強烈。接著，如果衝動消褪或減弱了，記下你當時的感受：覺醒的力量。萬一衝動變得更加急切，就去吃吧，但在吃的時候遵循渴望工具第二部分的步驟，爲了建立資料銀行，要確保自己將每一點每一滴的資料都收入囊中。

第17章

第14天：渴望怪物的下雨天

我們在本書的開頭部分討論過，我們的進食有時候是因經歷某種情緒或者切入自動駕駛模式而觸發。當我們的規畫腦和生存腦溝通不良，眶額皮質負荷不了，情緒性或習慣性飲食就占上風。在本章與下一章，你將學到兩項有助你跳脫自駕模式的重要工具，轉而將覺察帶進這樣的時刻，不讓眶額皮質決定拿起叉子。

你可以將這兩章想成是注意力的深造課程，旨在運用你已經在培養的覺察力，特別是用來揭穿渴望的可怕之處，或是用在你感覺失控的時候。讀完這兩章以後，你將擁有可以幫助你在渴望興起時加以抗拒的工具，你也能夠把這些工具運用到飲食及任何習慣行為上。

為了替「當下就吃對」計畫培訓引導員，我與蘿蘋．鮑德特（Robin Boudette）博士共同負責每週團體督導會議。蘿蘋是具有二十年資歷的心理學家，專門協助飲食失調者康復。身為正念實踐者與講師，蘿蘋正在設法將正念導入她的工作，而參與「當下就吃對」計畫正是一個完美機會。

當蘿蘋和我在審核每一批來應徵我們即將培訓的人員時，申請者所持有的資歷證明（或是毫無資歷）遠不如他們的生活經驗與飲食史來得重要。

以瑪莉貝絲（Mary Beth）為例，她是佛羅里達州一名物質濫用輔導員與正念減壓課程講師。完成我們的引導員培訓課程後，她現在領導的團體主要是飽受焦慮與無益習慣模式之苦的人們。在培訓課程的其中一週，瑪莉貝絲跟我們提及她父親在她很小的時候便塑造了她與食物的關係。她的父親是紐約市橋梁與隧道收費員（在投幣機與自動化科技陸續出現之前），共花了十三年以取得大學學位。他極為重視教育，想要讓女兒承襲這樣的價值觀，他甚至開發出一套獎勵系統來鼓勵瑪莉貝絲用功讀書。

瑪莉貝絲帶著成績單回家時，他會要求過目。如果她拿到全A，他會獎賞她，帶她出門吃她最愛的香蕉船。如果她的成績不是那麼好，但她可以證明自己已經非常用功，她仍能吃到點心，只不過不是最愛的香蕉船，而是冰淇淋蘇打。她表示：「我總是嫉妒弟弟，當我吃冰淇淋蘇打的時候，他永遠都能吃到香蕉船。」講完故事後，她補充：「我爸一定懂得獎勵型學習的概念。」

瑪莉貝絲的爸爸爲她建立起一個習慣迴圈：

觸發點：需要好成績

行為：用功讀書

結果／獎勵：香蕉船

長大後，每當完成某件困難的事情，瑪莉貝絲發現自己就會想用食物來犒賞自己。得到第一份暑期打工？獎勵。完成大學申請？獎勵。脫離一段棘手的友誼？獎勵、獎勵、獎勵。她的身體或許不想吃香蕉船，但她的餓鬼很想吃。

我們如何於無意間創造出怪物

幾乎每個人在一生中都會養成這類型的習慣訓練，我們在「乖」的時候獎勵自己，在「不乖」的時候懲罰自己。在爲我們的計畫所撰寫的一齣動畫腳本中，我嘗試表達出這點。那段動畫讓我們想像，看到一個小孩在發脾氣，然後很快便拿到一支用來安撫情緒的棒棒糖。結果呢？孩子學會只要尖叫發脾氣，便有糖吃。動畫接著建議我們探討，如果小孩沒有拿到糖果，鬧劇要如何收尾。這場脾氣可能令人不自在，而且會持續一陣子，但小孩終究會安靜下來。動畫也請我們想像自己的內在小孩：我們有多少次無意間給他們糖吃，只爲了制止吵鬧？如果我們學習與尖叫共處，而不是習慣性做些什麼來解決，那會如何？

如同你所想像的，我認爲我們需要用愛與包容來對待小孩。（我們也需要用相同方式來對待自己。）可惜的是，盲目縱容小孩的每項需求，並不會讓我們在父母競賽中贏得獎項。（如果作爲父母的你曾經在公共場合感覺到與孩子的互動方式遭受外界眼光批評，請舉手。）我們亦需要知道孩子們的心思運作，才能避免像瑪莉貝絲父親那樣在無意間陷入無益的習慣——利用食物訓練孩子以用功讀書或尖叫來討糖吃。了解孩子（以及我們自己）的需求，是這份關愛的重要部分。孩子哭的時候，具有關懷之心的反應是看他們需要什麼再提供，而不是單純給他們喜歡的東西。

對我們的內在小孩也是一樣。我們內心都有一個哭叫的小小孩。有時你感覺這個世界將所有煩惱與不公平都給了一個人——就是你——而唯一能夠安撫心中哭鬧小孩的東西，好像只有棒棒糖或香蕉船。但是，我們可以在疼愛自己的同時，訓練自己選擇有益的行爲。（稍後再來詳談關懷與疼愛。）

渴望怪物

對賈姬來說，渴望不像是鬧脾氣的可愛內在小孩，反而更像是發狂的渴望**怪物**。

在賈姬限制飲食種類與分量俾以達成某種里程碑（例如減重四．五公斤）的人生時期，她發現自己一直被「我想要吃這個或那個」的念頭所困擾著（外帶中式餐點是她的最愛之一）。不論是達成目標的犒賞、情緒帶來的衝動，甚或看似隨機的狀況，每當她試圖遵守自己設定的、太過嚴苛的規則，她的渴望怪物就會開始騷動。

賈姬的渴望往往是外帶中式餐點，每當她正在嚴格遵守節制飲食計畫，腦海裡不時就會躍出用這類禁忌食物來獎勵自己的念頭。大多數時候，她能設法抗拒最初的衝動。她沒有屈服的時候，便會鬆口氣想說：**我這次抗拒得了**。但是，渴望怪物並未消失，仍在蠢蠢欲動。她知道這會是一場持久戰，亦明白下次將更加艱難。我們某一次會診時，她向我說明了她的怪物，她用手指著腦袋後方，說道：「它就在這裡（指了指她的頭後方），變得愈來愈大。它開始掌控一切，一點一點吃掉你。」

隨著時間過去，壓在她身上的渴望愈來愈沉重，這種感覺可能持續數日、甚或一週。「你就是不斷跟它戰鬥，你奮力對抗某種愈來愈巨大的東西，然後……」——她用了最淺白的語言——「渴望怪物好像在說：『他×的，吃就對了！』」

她覺得毫無勝算，於是屈服了。戰敗的她撥打了附近中餐館的電話，點了「多到令人作嘔的碳水化合物」：炸馬鈴薯**和**白飯**和**米粉配咖哩。事後，「我鬆了好大一口氣，怪物終於消失了，儘管我覺得被擊垮了，肚子脹得要命，但至少不必再戰鬥了。」

就像哭鬧的小孩一樣，我們的渴望怪物大喊著：「**現在**就理我！」你無法忽視它，也無法抗拒它。你無法將注意力轉移到別的事情，除非你解決這項渴望。但不餵飽怪物的話，要如何滿足它？

渴望怪物的下雨天（RAIN）

渴望怪物是可畏的敵人，但面對你那充滿彈性又強大的大腦，它仍不是對手。這裡提供你一項許多當代最偉大的冥想導師所鍾愛的工具，一項名為RAIN的方法，可以改變你的大腦與你的人生。

RAIN練習

以下是我指導人們學習RAIN的指引步驟：

首先，**認知**（RECOGNIZE）渴望的來襲，並**放鬆**（RELAX）面對。

不必咬緊牙關去迎接衝擊！就隨它去，感受它的到來，反正你無論如何也無法控制它。**允許**（ALLOW）並**接受**（ACCEPT）這波浪潮，不要試圖推開或忽視它。

不要轉移自己的注意力或嘗試對它採取任何行動。這就是你的體驗，它來了。你微笑以對也沒有關係——真的。*

為了抓住渴望的浪潮，你必須仔細研究它，在它形成時**調查**（INVESTIGATE）它。調查指的是保持好奇心，你可以問自己：「我的身體現在正發生什麼事？」不

---

* 賈姬表示，她第一次嘗試RAIN練習時，聽到這裡有些訝異。她是這麼說的：「我很訝異聽到〔我可以微笑著做這項練習〕。於是我試著微笑一下，結果第一次嘗試就讓我的整個體驗有了很大的轉變——我都不知道我有辦法微笑著面對渴望！」

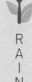

必特地去尋找，只要看看你的意識裡明顯浮現出來的是什麼。任其降臨。那種感受源自於你身體的哪個部位？那是什麼感受？是你胸口的緊繃感？你胃部的燒灼感？還是催促你逃跑的侷促不安感？

最後，**標記**（NOTE）這種體驗。這會讓你保持在此時此地、維持好奇心與專注，跟隨浪潮的起伏。用簡短的句子或單字簡單記述。這可以幫助你不致陷入思考或找尋答案模式，以便保持專注在當下的直接體驗中。舉例來說，在情緒上升及達到高峰時，你可能會標記：拳頭緊握、上升、燒灼、發熱、侷促不安；在情緒消褪時則標記：顫動、緊繃、刺痛、減緩、放鬆、寬慰、舒展。如果有念頭升起，只需標記「思考」，但不要試圖分析你的想法或切換到問題解決模式。如果你分心了，或者心思轉移到其他事情，只要重新回頭調查就好。保持好奇地問：「我的身體現在正發生什麼事？」

RAIN的名稱是縮寫自美國冥想導師蜜雪爾・麥克當納（Michele McDonald）

數十年前設計的一項練習，我是從重量級心理學家與冥想導師塔拉・布萊克（Tara Brach）那裡首次學到RAIN一詞，代表著認知（Recognize）、接受（Accept）、調查（Investigate）與不認同（Non-identification）。你或許會問：「不認同是什麼意思？」基本上，它指的是我們練習不去認同我們的想法、情緒及身體感官。但是，若在不加以解釋或對方不曾接觸過此概念的狀況下，不認同的意思可能有些複雜難懂。因此，在我開始使用RAIN練習來協助渴望計畫參與者的時候，我從已故的緬甸禪修導師馬哈希尊者（Mahasi Sayadaw）所推廣的內觀練習（noting practice）取經，並稍微改編了一下。（我們將在第十八章深入討論內觀練習。）

RAIN的力量

我親眼見證了人們使用RAIN來抑制渴望的驚人成果，在我的第一本書《渴求的心靈》，我提到有一名病人走進我的診所，宣稱他如果不抽菸，腦袋就會爆炸。他覺得他對香菸的渴望強烈到想要抽菸的壓力直衝他的頭頂。我當下便用辦公室裡的白板帶領他進行即席的RAIN練習，請他大聲說出那種渴望的感覺究竟是什麼名字。當他提及自己的身體感知——比如，緊繃、灼熱、躁動——我也請他評估其強烈程度。我們畫出感受增強的上升軌跡，這些感受在某個時刻觸及頂峰，然後開始下降。當時他目瞪口呆；我問他怎麼了。

他告訴我，他通常在峰頂時刻吸菸，因爲那時他再也無法忍受渴望。他從來沒有越過極限，走下他在腦袋裡建立起來的這座高山背面。當我們穿越了那些渴望——在沒有抽菸之下——自行消褪的未知領域時，他明白他其實不必點菸。渴望會自行消失，他只需要旁觀即可。

我猜想，使用RAIN練習有助於戒除飲食渴望。我一開始是在診所病患之間進行測試（確實有效），於是把它放進「當下就吃對」app，著手進行進一步的正式研究。還記得我在前言提過艾許莉・馬森博士主持的研究嗎？RAIN練習幫助計畫參與者減少了四〇%的渴望相關飲食，他們學會安然度過那些渴望。

一名「當下就吃對」計畫參與者描述：「我在工作上遇到了一些壓力，我馬上心想，**我心情好差，我覺得我需要一些薄荷黑巧克力來讓自己好一點，獎勵自己去應付這個麻煩**。幸好，我發現了這裡的觸發點與潛在行爲，於是選擇做RAIN練習，去領略那種不愉快的感受。（不過，我有意識地決定在晚飯後吃一小塊黑巧克力，全心全意地享受。）」

RAIN的各個元素值得我們在這裡花點時間逐一說明。

認知與放鬆。讀到這裡，對於如何辨認自己的感受是渴望而不是眞正生理飢餓，你應該已有了一些概念。你正經歷著對於一種特定食物之持續欲望的顯著跡象，你暴躁易怒，甚或有些執迷。你踏出的這個第一步具有很大的作用，而這正是進行身體掃描的好時機，你可以藉此認知你現在的感受。光是認知到你所感受到的是一種渴望，你便已經消除了它的一部分力量。就像驚悚電影裡的怪物，一旦你眞正看到它，就沒那麼可怕了。在你知道要對付什麼之後，便有機會征服它。跟驚悚電影一樣，只要別恐慌、保持鎮靜，你就會做得更好。你愈能認知到發生了什麼事，就愈能放鬆接納這種令人不安、必須**做點什麼**的能量，而不是被它牢牢控制。

接受／允許。接受或允許渴望的存在是很重要的，還記得吧，我們抗拒的東西確實反而揮之不去。在渴望來臨時仔細觀察，可以幫助我們不去批評它或批判我們自己。屈服與製造習慣迴圈會餵養我們的渴望，而積極抗拒或否認也會。就像是帶傷忍痛比賽、不願聽從自己身體的運動員一樣，否認或抗拒渴望只會雪上加霜。一再抗拒之下——**我不會吃掉這一整袋餅乾，我不會吃掉這一整袋餅乾**——我們正不斷掛念著欲望目標，反而徒增渴望。一名「當下就吃對」app的使用者將這種情緒表達得很到位：「當我在想吃的時候抗拒，反而會陷入執迷，一定要吃到了才能解決。」

調查。培養對於渴望的溫和興趣及好奇心，可以讓我們切身體驗，而不是跳過我們身體現況去預期結果。當你告訴自己「我要用RAIN去消除渴望」的那一秒，便是你破壞這個程序、跌個倒栽蔥的時刻。我一天到晚看見這種情況發生在那些重視成果、埋頭苦幹的人身上。請密切注意你在這項過程中的心態，你是不是盯著手錶或時鐘、每一秒都咬緊牙關，數著渴望消褪的時間？這些可能也是抗拒的跡象。我們可以翻轉腳本，不要想說「糟了，渴望要來了！」，而是帶入好奇心。「我的身體裡有什麼感受？」那種好奇的態度讓我們直面自己的體驗，而不是逃避它。你將在本書第三部看到，好奇心是其中關鍵。

標記。渴望來襲時，我們可以標記身體每個時刻的生理感受。單憑注意我們的感受，便已能減少認同，若加以命名或標記，我們就能更妥善管理它們。我們將在下一章進一步探討標記，至於現在，先看看你能否將這些元素結合起來。

RAIN確實有用

賈姬利用RAIN成功打敗了她的渴望怪物。這麼多年來，在對抗怪物的戰鬥連連敗北之後，賈姬開始使用「當下就吃對」app的模組。在加入計畫的初期，她去探視了她的母親——又是一趟母女不合拍的「可怕」之旅。她將車子停在一家超市的停車場，如果是以前的她，會在這裡把音樂開得很大聲，並且「大吃特吃」。她不久前聽聞了RAIN練習，猶豫著要不要試試看。她懷疑如此簡單的程序是否能影響她狂暴的渴望，但如她所說：「我想著，**反正如果我想要的話，之後也可以再大吃一頓。試一下也無妨。**」

她坐在車裡，開始注意她對中式餐點的渴望是什麼感受，她的舌尖幾乎已經感受到那鹹中帶甜的魔法組合。

「我允許自己做了RAIN練習，感覺好像在暴風雨之後被沖上沙灘。它沒有令難過消失。我仍然感到很不開心及受傷，我在車內放聲大哭。」

她容許渴望怪物進入車內，而不是予以漠視、抗拒或與之對抗。接著，她調查自己身體的感受，問自己究竟有什麼感覺，然後標記那些感受——期待的興奮感、想打開外帶餐盒的迫不及待——並一一爲其命名。沒多久，讓她意外的是，渴望的急切感開始消褪。

她描述醍醐灌頂的那一刻：「我恍然大悟，我不一定要去做。我走進店裡，每一次拿起某樣東西都會問自己：『如果我吃了這個，會有什麼感覺？』我給予自己『如果想要的話就能暴食』的許可。最後我買了一些酪梨和菠菜。」

賈姬離開商店，將車子駛出停車場，「笑得跟瘋子一樣」。她表示：「那好像是我成年之後第一次嘗到自由的滋味，我不必懼怕渴望。由於渴望怪物對許多人來說是眞實的，一旦有了那種想法，除非你滿足怪物，它是不會離開的。然而，我卻是『我看見你了〔渴望怪物〕。哼，你無法傷害我。』我不敢相信我辦到了。我不敢相信原來這是可以辦到的，我不必走上那條路。」

「恐懼消失了，我擺脫了對食物的恐懼。」

隨著賈姬愈常在渴望來襲時實行RAIN練習，另一樣東西也開始不再困擾她。

「我不再專注在體重上，而是信任。信任我的身體。」不再恐懼之後，她得以更加仔細觀察食物對她的影響。她發現，雖然她的伴侶吃米飯與其他碳水化合物跟吃其他食物沒有什麼兩樣，但她自己吃了這些以後往往沒有飽足感，反而想吃更多。假如你的慣性思考用特定方式來解讀前面這句話，請別誤會，這不是要把米飯或碳水化合物妖魔化（食物規則與食物牢獄是沒有意義的），而是要指出我們每個人必須找出什麼食物最適合自己。藉由探索與聆聽身體，賈姬發現不搭配米飯吃的豆類與蔬菜更適合她。她重新學習如何接收胃部的信號，在餓的時候吃東西，而不是去限制、渴望，然後陷入暴食。於是，她開始吃「正常分量的食物」。

藉由這種焦點的轉移，她在一年內減掉了十二．七公斤的體重。

她總結說：「我從來沒想過我可以跟食物正常相處。現在，我每樣東西都可以吃一點，不會覺得被剝奪了什麼。一點點食物也很美味，而且沒有任何不良後果。如果我吃掉所有東西，我便會打瞌睡。」

渴望不是永久的紋身

無論所渴望的是香菸、食物、新聞動態、電郵或任何東西，渴望會來、也會走，明白這一點對我們都很有助益。我們不必縱容它或試圖消滅它。你可以在賈姬的故事看到，我們愈是對抗渴望，它愈會吸取我們的能量、變得更加強大且徘徊不去。就像是父母因應哭鬧小孩的需求，而不是增強他們的索求，我們可以用一種疼惜、好奇的覺察去對待渴望，直到它累了、安靜下來。

渴望究竟會持續多久？這要視情況而定。我的患者開始使用RAIN之後，我通常會建議他們計算渴望的時間，好讓自己更清楚地掌握狀況。有個人說：「我試著記錄渴望持續了多長的時間，現在我由經驗得知其實沒有想像的那麼久（特別的是，我以前從來沒想過這件事，我很驚訝它只會持續一兩分鐘）。」大多數人都是如此：渴望的時間比他們的預期來得短。最高紀錄是？大約十二分鐘。那是迄今有人回報過的最長時間。或許聽起來很久，但眼光放長遠來看，自由是一輩子的事，值得忍受幾分鐘的不愉快。

現在：進行RAIN練習

無論你在何時何地感受到強烈渴望，花一點點時間做RAIN練習，看看能否安然度過你的渴望。不妨從比較小的渴望著手。我在我的官網放了一段相關錄音，你可以去聽（https://drjud.com/mindfulness-exercises）。當你上手之後，便能循序漸進地用來面對更大的渴望。別跳過接受與好奇的部分，那是心態上的關鍵元素，可以幫助你擺脫想要強行改變事情的舊習慣，讓你能觀察並注意改變會如何自行發生。

第18章

第15天：標記

在住院醫師時期，我有時會全面爆發恐慌。我會在半夜醒來，出現各種症狀：雙手濕冷、冒汗、心跳加速、呼吸短淺、視野縮窄——該有的都有。有時我以爲我要死了。不過，當時我正好在受訓成爲精神科醫生，所以我知道自己正經歷的是一場恐慌發作。

當我恐慌的大腦開始發出警報（你要死了！），我的生存腦就啟動了。我們恐慌時會陷入舊習慣，所以才會做出各種之後會後悔的事，因爲我們的思考腦當機了。好消息是，我在那幾年之前已經開始學習正念，而正念練習中的某個部分派上用場了：我開始標記（noting）。我在那時已養成了標記的習慣。

在我的前額葉皮質能夠上線來理解狀況之前，我便開始標記自己的各種徵兆與症狀。我不知道我的第一次恐慌發作持續了多久，但在塵埃落定後，我的習慣腦交給現在已經清醒的思考腦一張像是恐慌發作的診斷檢查表。我看到檢查表上並沒有顯示我應該衝去醫院急診室的項目，因此，作爲睡眠不足的住院醫生，我又回去睡覺了。數週後，我再次恐慌發作，這次時間縮短了，因爲我的大腦已經知道是怎麼回事，我也認知到我可以利用標記來安然度過。最終，我從某個時刻開始再也沒有恐慌發作過了。

標記練習讓我眞正脫胎換骨。標記幫助我專心當下，而後更幫助我擺脫全面恐慌發作。藉由跟我的想法與感受拉開距離、開拓觀點，標記有助我更加活在當下、更貼近自己。怎麼說呢？

我特地額外寫了這章來深入探討RAIN當中的標記層面，並向各位說明，即便不是在完整的RAIN練習之中，你一整天隨時隨地都可以標記。

♥ ♡ ♥

我的冥想導師約瑟夫·高德斯坦（Joseph Goldstein）說過，標記練習可以幫助我們更清晰地觀察自己的體驗。他用牆上掛著的照片作爲比喻：假如你爲照片加上外框，便會讓照片顯得格外突出。想想你在博物館看到的畫作與照片，有時候，外框比作品本身更複雜精細、更大件。外框讓作品有一點跳出感，吸引你的注意力。如果畫作與牆壁顏色相似，畫框可以讓你看清作品與牆壁的分界。標記就像是替我們的體驗加上外框。標記將我們的想法與情緒由背景抽離，把我們的注意力放在它們身上，給予它們那種跳出感：「那是一個念頭」；「那是一種身體感知」。藉著觀察想法、情緒或身體感知，我們可以更輕鬆地與之共存。

每次的標記，都會在你自己與你的想法之間插入一點點心靈距離，也就是替它們裝上外框。距離開拓了你的觀點，而觀點給予你迴旋空間，得以做出不是自動化、習慣性或由情緒激發的決定。當你取得觀點，便不會再將你的想法、情緒或身體感知認同爲自己本身。看似矛盾的是，開始標記以後，這些種種都不再那麼令人望而生畏，你於是明白自己實際上可以更貼近它們。就像俗諺所說的，會叫的狗不咬人。當你不再那麼懼怕它們，它們便停止齜牙低吼而開始搖尾巴，此時你就可以開始跟它們做朋友（第十九章再詳談）。

這就是我說的貼近。渴望與其他情緒往往很嚇人、令人不快，我們的生存腦叫我們逃走、對抗或制服它們。藉由標記，我們能明白其實不必懼怕它們。我們可以旁觀著它們來了又走，它們也確實會在來了之後又自行離開。當我們不再害怕，就不會有或戰或逃的衝動，於是我們可以趨前靠近，帶著充分的好奇心去觀察它們在我們意識裡漫步的軌跡。

開始標記練習的一個好方法，是將注意力放在下列六大類體驗的任何一種：視覺、聽覺、感覺（身體感知）、嗅覺、味覺和思維。分門別類來著手，你就不會迷失在概念性的領域中。你現在就可以試試看。花一點時間，看看哪一種感官最活躍。你正在閱讀書頁上的文字嗎？如果你是在聽英文版有聲書，你聽見我的聲音了嗎？你的身體是否有某種感覺最爲強烈？不用特別去尋找，只需在原地看看是否有任何體驗浮現，再標記最爲顯著的那一樣。接著重複程序，看看是否浮現另一種感受。如果主要的體驗仍是相同的感官，就再次標記。舉例來說，如果視覺仍是最顯著的感受，只需再次標記視覺卽可。假如主要的感受改變了，就標記此刻最鮮明的感受。

以下舉例可說明如何運用標記。假設你走在街上，聽著周遭街區的聲音。此時你聽見有人在按喇叭，你想著，**那個按喇叭的人也太誇張了**，並開始猜測爲什麼那個人要做這種事。然後你記起有一次你走在行人穿越道，有人對你按喇叭：**那個混蛋……我又沒有錯……他們應該丟下手機、更加專心……我聽說過開車時傳訊息比酒駕更危險……他們是不是在用手機所以沒有專心……現在的人老是分心……這些科技公司真的是害我們手機成癮……**。然後你想到朋友轉寄的一則熱門社群媒體貼文，覺得實在笑死人了或嚇死人了。你已搭上胡思亂想的列車，甚至不知道列車已經啟動，就這樣搭車出城了。在你猛然發現之前，你已經跑偏了。你必須看看四周，確定自己的方位。過了一下子，你才發現自己剛才從工作會議、學校教室，甚至是與朋友的交談中恍神了。

現在，想像相同情境，差別在於你加以標記。你走在街上，聽著鄰近街區或這個城市的聲音。你聽見有人在按喇叭，你想著，**那個按喇叭的人也太誇張了**。但你沒有陷入胡思亂想，只是標記「思考」。你注意到自己被那聲音嚇到了，感到腎上腺素沖進你的血管，便標記「感覺」。或許你注意到那是害怕的反應，便標記「害怕」。那種害怕反應讓你注意到自己的身體，於是你又標記幾秒鐘的「感覺」。一切平靜下來後，你聽見鳥鳴聲，便標記「聽見」。整個過程如下：「思考」〔一秒〕，「感覺」〔一秒〕，「害怕」〔一秒〕，「感覺」〔一秒〕，「感覺」〔一秒〕，「感覺」〔一秒〕，「聽見」〔一秒〕。諸如此類。更多距離，更多觀點，這就是觀察者效應的作用。

一旦熟練之後，你可以在標記時加入更多細節。比如，我在講述RAIN練習時提過，你可以標記自己每時每刻所感受到的確切身體知覺。你也可以標記不同的想法種類：對未來的想法、對過去的想法、規畫性的想法。你可以標記確切的情緒：害怕、憤怒、焦慮、無聊。

當我們標記自己的體驗，就能獲得一種視角，明白自己是一個有著各種想法、情緒、身體感知的人，而不是被捲入其中、與它們融爲一體。

標記還有一個額外好處：如果你安排（不喜歡不確定性的）規畫腦去標示一種想法、感覺或身體感知，你的生存腦就會說：「喔，**原來**是這麼一回事。我知道我不高興，可是現在我更理解情況了。我現在稍微冷靜一些了。」事情不再具有相同程度的不確定性，便能退出讓我們做出恐慌性決定、採取無益習慣的模式。替體驗命名可以安撫我們的大腦，因爲我們得到了一定程度的掌控。爲個別情緒命名，讓我們有一些建設性的事（例如標記）可以做，而不是奔向自我破壞或壓力型飲食。

我最初開始學習標記練習的時候，得到的建議是「死命地標記」。意思是說，從我一早醒來便開始標記，看看一整天到睡覺爲止我可以標記多少，隔天再重複這項程序。我花了一陣子才掌握訣竅，也因此才養成了習慣。當我走過走廊時，會標記各種色彩、質地、形狀和我走路時的身體感知。在會議開始前，或者在診所裡等候下一個病人的短暫期間，我會標記自己的想法與心靈狀態。我吃東西時也會標記。我會標記憤怒，而憤怒會更快消散，因爲我沒有陷入其中。我的食物吃起來更可口了。我的人際關係更豐富了。我甚至注意到（也標記了），我愈常練習標記，愈能與病患感同身受。

想要養成任何新習慣，你就必須一遍又一遍去做，而行爲的報酬愈高，你愈可能去做，所以，請標記去做標記的感受，再和迷失於自動導航模式的感覺比較看看。就我而言，標記讓我變得更平靜，更投入我自己與這個世界，這種感覺勝於去批評或被動以對。你可以在一天當中多次進行短時間的標記練習，將它當成你的一種新習慣。這很重要，所以我再說一遍：短時間，多次。不用多久，你就能將標記培養成一種有益的新習慣。

我們調查了那些學習運用正念飲食和RAIN（尤其是標記）的「當下就吃對」計畫參與者，他們回報自己的觀點有了明顯的轉變。參與者多次提到「分離」（uncoupling）這個字眼——遇到難熬的上班日或跟身邊重要的人吵架時，能夠將之與作爲因應機制的食物和飲食行爲分離開來。標記一項行爲彷彿便能破除——或者至少削弱——其力量或魅惑力。以下是我們的計畫參與者運用標記的一些眞實案例：

那種情緒爆發的感覺在今天出現了，我按照你的建議去面對它。眞奇怪，我一開始注意到我不想面對或接觸它，因爲我害怕它會永遠持續下去。我從不知道自己內心深處竟然是如此相信！我想起「哭鬧的小孩」，小孩不會永遠哭鬧。我試著標記我的感受以面對我的脾氣，這期間的感覺不太舒服，但到最後，（沒過多久）我的心思轉移到了其他主題，我發現自己吃著什錦穀片，並未多想剛才鬧脾氣的事，而是以合理的速度、合理地好好品嚐食物。受害與鬧脾氣的感覺在那頓飯之間來了又去，但我依然繼續和接下來浮現的情感或事物建立聯繫。結局是我爲自己感到非常驕傲。這絕對是一場勝仗！

我時常覺得某些工作很煩人，尤其是在電腦上做的工作。今天我在工作時試著標記，竟發現我的沮喪消褪了，而且我可以不在工作時渴望食物。我犯的錯誤也減少了。

今天我在倫敦度過了一個充滿壓力的工作日。我的老闆有時眞是個混蛋，今天他就非常過分。我通常在家工作，但每週必須進辦公室一天。我跟他開了個糟到不行的會議，之後我在搭地鐵時，感到焦慮、情緒激動，淚水在眼眶裡打轉，頭也開始痛起來。所以，我做了標記練習。標記我看到了什麼、聽見了什麼、感受到什麼——生氣、受傷、不滿、恐懼。結果，當我抵達車站，車還要等上半小時，我去吃了健康的點心，而不是原本想去吃的垃圾食品。

我很喜歡標記練習。我每天三次在社區公園散步時總會做這個練習，這能讓我專注當下、更加享受自然美景。我在陷入胡思亂想的習慣迴圈時也會做這個練習。我還注意到，我在做標記練習時總會標記大量的「思考」。其次是「聽見」，可能是因爲我屬於聽覺型學習者。我太常想事情了，眞的。我自己一個人住、居家辦公，政府又因爲新冠疫情下達了全國封鎖令，這些都導致我花太多時間沉浸在自己的腦海裡。我需要進一步探索這個習慣迴圈。

標記練習的常見問答

人們開始標記練習後，有時會感到混淆，或感覺像是待辦事項清單上又多了一件事。以下是一些常見問題與如何解決的建議，可以幫助你維持在正軌，以免才剛起步就窒礙難行：

標記練習讓我感覺像在工作。沒錯，開始培養新習慣的時候可能感覺像在工作，這是因爲你的大腦需要一些時間去抓住節奏。對自己要有耐心。如果一時失誤，發現自己正盲目行動，那也沒什麼大不了，只要停下來，重新嘗試就好了。

我應該要多努力才是正常的？如果你覺得需要很努力，這可能表示你的大腦標記的事項太過精細了。在這種情況下，單純將標記調整到種類層級即可。標記的過程比所標記的事項更爲重要，例如，當你注意到身體出現一種情緒，但一時說不上來是什麼，只要記錄「感受」即可。有時出現一種無法立刻分辨的身體感知，我會記錄「事件」並繼續前進，而不會一直卡在替其命名的部分。

標記似乎會讓我無法專注當下。沒錯，爲了幫助我們專注當下，標記是一項我們大腦必須進行的額外認知程序。這好像有些矛盾：我們增加了一項似乎會介入當下的練習，目的是爲了讓我們專注當下。標記是爲了幫助我們建立專注當下的習慣——我們標記內在與外在世界當下所發生的情況。我們利用標記來框架我們的體驗。一旦我們有辦法輕鬆地看見所發生的情況，不視爲與自己密不可分，我們就不需要標記了。如果我們早已活在當下，就不必再標記。假如我們會迷失在思緒中，便要加以標記——或許要多花幾秒鐘，將自己拉回來——然後再次丟開這件事。當我們學習一種新舞步時，可能感覺不像在跳舞。等我們熟練這個舞步以後，就不會再用腦袋去想，而是任由身體自然而然舞動。

標記可能會自行形成習慣迴圈。標記、標記、標記、標記再標記，直到渴望消失，對吧？嗯，有時候是這樣。我們熱衷形成習慣的大腦總是想方設法要創造更多習慣迴圈。如果我們只是爲了想讓渴望消失而做標記，實際上又是在餵養一種期望循環：我期望我的渴望消失，所以我要做ＲＡＩＮ練習。觸發點——渴望。行爲——ＲＡＩＮ練習。預期結果——渴望消失（且從此不再出現）。期望習慣迴圈很棘手，由於這種迴圈是建立在某件事情的發生之上——期望的本質就是如此——則我們可能會落入只關注最終結果、卻忽略中間過程的陷阱。此時的ＲＡＩＮ可能會淪爲重視成果而不是旅程本身，但旅程才是眞正的意義所在。

人們若是將標記純粹當成一種改變體驗的方法，它便會顯現出我們的抗拒傾向。假如你注意到自己有這種情況，請記住，標記是爲了幫助我們更清楚地看見與感受我們的體驗，而不是將它推開。如果我們注意到自己有所期望，希望當下體驗能變得不一樣，便能標記「抗拒」或「期望」，才不致在無意間形成一個標記習慣迴圈。在這樣的時刻，我們一樣可以採用RAIN來找到化解抗拒的解藥，找到標記——接受與好奇心——的入口匝道，然後繼續標記。

我可以在開車時標記嗎？我希望我們大家都在開車時練習專注。開車是練習標記的好時機，只不過一定要簡單，標記大項目就好，比如看、聽、感受、思考。這可以幫助我們雙眼緊盯馬路（看），耳朵留意有沒有意外事故（聽），確認自己是否太緊繃或有壓力（感受），並且不要胡思亂想（思考）。這些都會幫助我們保持專心與安全的駕駛。我特別喜歡在開車時練習標記。如果我們正要前往某個地方，不妨也同時練習專注此時此地！附帶一提，我會建議許多開車時總會焦慮甚或恐慌的患者進行這項練習，協助他們脫離了那種循環。

標記練習有助於訓練我們的心靈專注於眼前，與自己的想法、情緒和身體感知分離開來。不論是作為RAIN的一個環節或者本身單獨來看，標記都是一項不可或缺的技巧，可以幫助我們擺脫飲食習慣迴圈。我們愈是養成標記的習慣，便能愈快由對抗或餵養渴望怪物，轉為更加專注眼前的自我。

現在：日常例行公事與標記

花一些時間想想你的每日例行公事。你每天都會做哪些一模一樣的事，像是洗澡、刷牙之類的？將這些事情寫下來。現在看看你能否在現有的例行公事之外加上另一項習慣：標記。在你洗澡時，標記想法、聲音、景象和身體感知。在你刷牙時，注意想法、聲音、景象和身體感知。看看你有多少日常例行公事可以外加標記在上面，並於事後回想其體驗。專注當下的感覺，是否好過迷失在自動導航模式（例如總是過度計畫、擔憂等）之中？將這點也標記起來。

第19章

第16天：開除你的委員會

二十五年來，我閱讀、研究、調查、實驗、親身探索及思索著人類心靈的奇蹟。這塊不到一．五公斤重的組織，可以調節我們的呼吸、進行批判性思考、做出決策，還能提示我們的身體由房間一側移動到另一側去阻止貓咪亂抓沙發，眞是不可思議。但這還不是全部；它還能處理一大卡車的情緒，亦即想法與身體感知的結合，技術上及體驗上來說就是思想與感覺。當你停下來思考這件事，很難不感到敬畏（又一種情緒！）。然而，我們的大腦也可能將其強大的批評功能拿來對付我們，我們可能是自己最惡毒的批評者。我們知道自己的軟肋與弱點，而我們毫不吝於利用這些把柄。

實際的表現方式之一是評判我們自己的食物選擇。你曾有多少次在晚餐多吃了一碗之後對自己說「你實在太糟了」？還有，將甜點湯匙（或盤子）舔乾淨之後對自己說：「你怎麼搞的？」或「你眞的不該這樣。」前文已談過我們可能養成用飲食來回應情緒的習慣，但狡猾的大腦可不會就此罷手。我們不僅用吃來回應情緒，我們的飲食行爲實際上還會創造出情緒——亦卽罪惡感與羞恥感這對精力旺盛的雙人組。

腦中的委員會

我們所有人的腦中都有一組討厭的聲音，對我們所做的每件事發表意見，就像人們看電影時對著螢幕品頭論足一樣。「她眞不應該去那裡！」「你一定要喝第三杯酒嗎？看你做的好事！」好比有一百名法官盯著你的一舉一動，準備在你未能達到他們的標準時判決你「羞愧」的罪名。

當他們勸告我們或者叫我們做什麼時，實在很難不去聽。這些聲音永遠與我們同在，其中有些非常大聲。不管是獨裁的單一聲音或是好幾個代表我們不同心境的聲音，這些聲音如影隨形地跟著我們。你多半還有一個由這些聲音遴選出來的小組委員會，專門評估你的食物選擇。

安妮向我訴說她腦中那個規模龐大、說話大聲的食物委員會。委員們會提醒她飲食規則，以及規則該如何適用於不同食物。有的委員會溫和指出事情；其他的則根據專家最新說法或她在健康雜誌讀到的內容，將他們的立場合理化或正當化。安妮的委員們發言時，她試圖與他們協商，最後她才明白根本不可能跟他們講道理。如她所說，在他們開始批評她之後，「我已注定完蛋了。」

賈姬的委員會同樣惡劣：

有些委員說「吃蛋糕吧！」，但有些委員事後卻狂批我一頓！每當我做了什麼不該做的事，他們便會如餓虎撲羊般見獵心喜。我有各式各樣的食物規則必須遵守，只要一違規，他們便送我進食物監獄。把我關起來之後，就坐在那裡訓斥我是多麼差勁的人。那感覺眞是糟透了。好笑的是，我會意識到這些委員其實是我在訓斥我自己，我其實是自己把自己關進牢裡。

如果你想不透這是如何導致我們形成無益的飲食習慣，那是因爲我們對自己做的事感到羞愧或內疚時，都會有想要做出補救的衝動。既然我們不能改變過去，那就將焦點放在現在可以做些什麼。我們可以採取的行動之一就是批評自己；做點什麼總勝過什麼都不做。我們甚至找藉口說，批評會讓我們在未來做出改變，但它唯一做到的只是讓我們不好過而已。

觸發點：對無益習慣感到羞恥

行為：自我批評

結果：覺得我們採取了行動，可是那項行動讓人心情很差

迴圈：

許多人在心情很差時都會怎麼做？吃東西。在意識到以前，你已經陷入另一個習慣

觸發點：心情很差

行為：吃更多東西

結果：更加羞愧

我想你可以看出問題在哪了。

在你能夠改變行爲之前，你需要先學習不再去聽取腦中那些批判與羞辱的聲音、那些飛快丟出來的不受歡迎回饋。幸好，我們可以利用覺察來幫助自己。

觀察者效應

爲了說明覺察如何能讓我們的自我對話不致脫軌，我要先解釋一個物理學家用來描述物理宇宙的現象，然後再來看看該現象爲何適用於我們的情緒宇宙。

所謂的觀察者效應是這樣的：電子是一種非常小的物質，幾乎沒有重量，準確來說是$9.10938356 \times 10^{-31}$公斤。我們能得知電子的重量本身就是一件奇蹟，畢竟你無法將一粒電子放到秤上，或讓它安靜不動。爲了**探測**電子，物理學家用光去照它。他們用光子去撞擊電子，測量電子的速度與動量受到的影響。但這裡有個問題：爲了觀察電子，科學家影響了結果——在此例中，就是用光子去撞擊電子以改變電子的速度與動量。單是觀察電子的舉動，便改變了其物理特性。

測量電子重量的過程便改變了它的重量，這種情況就是物理學家所稱的觀察者效應。爲什麼你也該了解觀察者效應呢？

因爲觀察者效應並不侷限於量子世界。當你檢查輪胎的胎壓，將胎壓計插進閥門時，發生了什麼事？是不是聽到微小的嘶嘶聲？那是空氣在往外跑。想要不影響結果地檢測胎壓幾乎是不可能的。

觀察者效應也延伸到心理學領域，有很多方法可能意外地或不經意間讓研究結果出現偏誤。你或許聽說過確認偏誤（confirmation bias）——人們傾向於注意且更加相信那些符合自己既有想法的證據。觀察者效應與確認偏誤僅僅是心理學發現的各種偏誤的其中二例。

觀察者效應影響研究結果的途徑之一，是在進行研究時在旁觀察參與者。在心理學中，觀察者效應亦常稱爲「霍桑效應」（Hawthorne effect），該名稱來自於一九二四至一九三二年間在芝加哥郊區的一家霍桑電器工廠進行的一系列實驗，目的是要研究不同照明情況是否會影響工人產出。[55]研究人員發現，無論怎麼改變工人所曝露的照明，產出都會有所改善。暗一點、亮一點，都沒有差。令人驚訝的是：當研究人員不再調整燈光，產出便恢復原狀。現在你或許在想：「這可想而知啊。不需要科學家來告訴我，也知道老闆是不是站在背後監視著我，一定會影響到我的表現。」

在你了解之後，我們來探討你能如何運用觀察者效應——使其對自己有幫助。

觀察者效應的應用

正如同物理學家在測量原子重量時便改變了其重量，我們在觀察自己的想法時，便會影響結果。辨識出我們腦中的聲音可以拉開距離，讓我們看見我們不等同於我們的想法。我們是產生想法的人，我們可以決定要不要聽從它們。這可是**巨大**的差異。透過這種觀點，我們便能從自己的腦袋掙脫，打破無益行爲導致自我批判、進而導致更多無益行爲的循環。

我最初是從一名西方僧侶那裡學到腦中委員會的概念。坦尼沙羅比丘（Thanissaro Bhikkhu）是西方人，但立下東方傳統（佛教）的修行誓約，他是加州聖地牙哥慈林寺（Metta Forest Monastery）的住持。我在閒暇時間聽過幾次他的講座，其中一堂格外引起我的興趣。聽見他講述我們腦中的委員會時，我完全感同身受。這是那種幫助我理解自己心靈的「說得太對了！」時刻之一。我體認到我也有自己的委員會，其中有老闆在命令我該做什麼，有法官在評估我所做的每件事是好是壞，有政客總是顧慮著我的行爲在別人眼中的看法，諸如此類的。他們沒完沒了地說個不停，在我腦中製造噪音，讓我很難好好思考。

識別這些聲音可以幫助我釐清它們；我可以更清楚看見它們是想法，而不是一團混沌不清的命令和評語。而這位比丘所指出的一件事情實在妙不可言：我們腦中有這些聲音，並不意謂我們必須聽從它們。藉由識別它們，我們便已看清它們的眞正本質——它們只是我們腦中的想法。識別它們有助於我們追蹤其形跡。

有時，眞正替這些委員會成員取名字也挺實用的（如果我用到你的名字做範例，我先道歉）：法官喬納斯，愧疚施加者葛楚德，羞辱者希洛，你不夠努力的麥迪遜，你是廢物的尤金，自我苛責的博蒂。

我們替這些委員取名，然後注意它們在什麼時間與環境下會冒出頭來。我們可以追蹤其軌跡與模式，由此更容易預測它們何時會出現。更重要的是，藉由追蹤，我們得以觀察它們；藉由觀察它們，我們便能改變與它們的關係。沒錯，我們要將觀察者效應帶到我們腦中。

和病患或計畫參與者會診時，我時常會用視覺輔助來解釋這項策略。我舉起左手握成拳頭，再用右手包住左拳。我解釋說，我的左手代表我們的想法，而右手代表我們。接著我移動左手，這必然會拉著右手一起動。在移動雙手時，我指出，如果我們將想法視同爲自己，想法便會拽著我們四處跑，將我們拖去它想去之處。藉由觀察——我鬆開右手，跟左手保持幾公分的距離——我們就不會被拖著走。不再被抓著之後，我的左手便可自由活動，而右手仍穩穩不動。現在等於是在我們與想法之間拉開距離。距離讓我們可以後退一步，取得更廣泛的觀點。我們可以只是將想法當成想法，看著它來來去去。相同的道理，藉由識別我們的委員會成員，就能取得必需的距離與觀點。

使用標記來削弱你的腦中委員會

我們必須注意到自己被困住了，才能從「將想法視同自己」的循環中掙脫出來。假如我們被困在自我批判的習慣迴圈，便會在批判、罪惡感與羞恥感之間循環。我們完全將其視爲自己，以至於看不出來我們已困在循環當中。如果我們在派對上或晚飯後耽溺於某種罪惡的愉悅，我們會對吃東西充滿罪惡感——還眞是意外呢！我們對所做之事感到罪惡，對自己這個人則感到羞恥。出於耽溺的罪惡感觸發自我批判，導致對自己感到可恥。藉由識別委員會成員，我們能辨認出「罪惡感」、「羞恥」、「批判」及任何當下的感受。這可以讓我們得到更廣泛的觀點，脫離循環，重新回到此時此地的生活中。我們可以終止委員會成員玩的心理把戲，好好度過那一晚，而不是被困在腦中數小時。

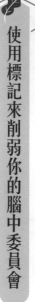

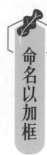

命名以加框

丹尼爾·席格（Dan Siegel）是精神科醫生與《覺察》（*Aware*）等書的作者，用

「命名以馴服」（Name it to tame it）來說明這種練習：識別出委員會成員，以削弱它們對你的掌控力。委員會成員沒有什麼實權；它們只能試圖影響你去執行它們的命令。標記或識別這些委員會成員能幫助你管理它們。

當我們帶入覺察，便能驗明這些委員會成員的正身——給我們壞建議、若不聽從便讓我們有罪惡感的腦中聲音。識別這些聲音，能爲我們拉開距離，看出我們不等於我們的想法。如同稍早所提到，我們是產生想法的人，我們可以決定要不要聽從之。我們亦可看出這些想法多麼無用，並跟它們保持距離。如此一來，我們才能掙脫自己的腦袋，不在生活中被我們的想法拽著四處跑。

常見的委員會成員

要識別你的委員會成員，一開始可能不太容易，它們大多自我們有記憶以來就定居於此。假如你分辨不出是哪個無益的聲音在跟你講話，讓你心情變差，你可以只標示為「無益的委員會成員」，直到你學會區分它們為止。以下是常見的被告名單：

- 羞恥
- 自我懷疑
- 厭惡
- 輕視
- 自卑
- 絕望
- 不值得
- 有毛病
- 沒用
- 失敗者

光是叫出你的委員會成員的名字，便能削弱它們的權力。它們對你的人生沒有幫助。事實上，它們促成了浪費、詐欺，有時還有虐待。

某次有人在一則推特文中標注我說：「這個委員會實在跟隨我太多年了，有時很難忽視。」

他在這句話下面貼了兩張照片。一張是牆上貼了一大堆便利貼，上頭寫著憂鬱的凱文、做不到的凱文、罪惡的凱文、放棄的凱文、羞恥的凱文。旁邊另一張照片則是相同的便利貼，凱文被劃掉，取而代之是委員會成員的名字：憂鬱杜威佐、壞人布萊德、罪惡的蓋比等等。只有一張便利貼直接被打了大叉叉：羞恥。他說明：「羞恥不再是委員會的一員了，羞恥不再有名字，羞恥被劃掉了。」只用便利貼這麼簡單的東西，他表示在他辨認出羞恥並剝奪它的發言權之後，它在委員會的席位就被撤掉了。

當你不再聽從委員會的話，就更能將注意力轉移到其他地方。你將能夠傾聽身體的聲音，能夠信任自己。等到那些大嘴巴失去聲量，你或許會注意到腦海裡沒有那麼喧囂吵雜了，這就開啟了更多空間與自由，能夠擺脫舊身分，專注在新的身分：你自己。

現在：開始辨識委員會成員

拿出一些便利貼或一張白紙。深呼吸幾次。開始聆聽——聆聽你的內在。你的腦中有哪些委員會成員？寫下來，給予它們名字。它們的聲音有特定的語調嗎？然後問你自己：「這名委員是在幫我還是害我？」

開始注意看看它們何時會跳出來發表意見、批評、品頭論足或發號施令。你聽見它們的聲音時，就標記出來：「喔，那是ＸＸ。」

第3部

更大更好的機會：第17天至第21天

到目前爲止，你已練習過找出習慣迴圈，以及使用覺察來脫離舊習慣。你已經使用過渴望工具，藉由負向預測誤差重新調整獎勵價值。你也明白如何使用RAIN練習來著手脫離這些舊習慣迴圈，並學習如何運用標記練習以培養與穩定自己的覺察。

本書前兩部的練習，尤其是有關探討這些舊習慣迴圈多麼無益的環節，可能感覺要花很多功夫。我們必須攀登心靈的高山才能站上峰頂、享受美景，明信片和照片與眼前眞正的景色可不能相提並論。希望你不會把登山當成強制行軍，某些環節可能不容易，尤其是當我們疲倦的時候，我們的心靈會抗拒改變，只想吃掉那片該死的餅乾。

現在來到好玩的部分了：培養有益的新習慣。在第三部，你將把正向預測誤差化爲己用。你將運用迄今對於自己心靈的了解作爲跳板，追求長久的改變。這段路上有重力來幫助你，下坡比上坡簡單，動量會推你一把。

首先，我們會探討大腦的傾向，借用它的力量而不是與之對抗，藉以改變你與食物的關係，甚至改變你自己。

好奇心：零卡路里的超級食物

我一直強調覺察是改變你的飲食關係之關鍵元素。你需要用覺察去注意你是不是眞的飢餓；你需要用覺察去找出飲食習慣迴圈；你需要用覺察去改變不同飲食行爲的獎勵價值——包括正面與負面行爲。注意暴食的感受，可以幫助我們掙脫根深柢固的玉米堅果嗜好或淸盤子習慣。毫無疑問地，覺察是改變一切行爲的關鍵元素，無論是往哪個方向改。

在接下來的章節，我們會將重點放在一種你可以用來取代自動化或習慣的新思維模式——好奇心。我們已稍稍接觸過ＲＡＩＮ練習，現在，我們要詳細探討這種練習以發掘其力量。你將在這些章節看到好奇的態度是正念的另一面，就像一枚硬幣，正面是覺察，反面是好奇心。這不是選擇其中一方的遊戲，你需要二者才能贏。

經常有人問我什麼是好奇心、如何利用好奇心。首先，好奇心有兩種，如果你亟欲了解更多，你現在可能就已經用到了其中至少一種。好奇嗎？接著看下去吧。

科學家喬丹．利特曼（Jordan Litman）與保羅．席維亞（Paul Silvia）將好奇心分爲兩種：D型與I型。[56]D代表匱乏（deprivation），I代表興趣（interest）。匱乏型好奇心名符其實，當我們缺乏資訊時，便急著想要取得資訊。匱乏型好奇心是那股不安、著急的感受，叫我們「去查出來」或「去找出來」。以神經科學層面來說，那種感受就像多巴胺迸發，驅使我們去做些什麼。一旦我們取得那項資訊，不再匱乏，我們的渴求才能解除。

研究證實，在某些案例中，動物寧可獲得一項資訊，也不想在口渴時喝上一口水。[57]好奇研究人員是如何知道這件事嗎？基本上，研究人員教導靈長類一項賭博遊戲，結果發現牠們在某種充分的程度上會放棄水（一種主要獎勵），反而想預先獲知一項賭博結果。你的大腦或許已預料到，選擇窺探賭博結果必然是眶額皮質幹的好事。正如同空虛的胃叫我們去覓食，對知的渴求促使我們尋求大腦的水分，亦即資訊。卡路里與資訊都一樣能幫助我們生存。當你看到一張名人照片卻想不起來他是誰，網路就是查詢這種瑣事的寶庫——萬一你不由自主地看起了他的生平故事，網路則變成了沒有盡頭的兔子洞。

另一方面，興趣型好奇心並非針對一項特定資訊的獲取。匱乏型好奇心源自於「想要知道」，興趣型好奇心則更關乎收集那種大腦糧食的行動。我們餓得半死的時候，可能會狼吞虎嚥一些食物以填滿胃。在這種情況下，我們往往不注意吃的方式，錯過食物味道等細節，沒注意到吃的感受如何。這類似於匱乏型好奇心——我們只想將那項資訊放進腦袋裡；咀嚼的過程則像是興趣型好奇心。當我們專注時，吃東西可以是一件樂事，反之若不注意，就只是在填補空洞而已。

興趣 vs. 匱乏

興趣是我們在學習過程中需要的好奇心。我們不是只想得到某項資訊，而是享受發現新事物的過程。假如我們必須知道我們的貓或狗剛吃下的植物是否有毒，匱乏型好奇心會促使我們手忙腳亂去查閱。當我們發現該植物對寵物無害，但注意到它在某些文化中占有重要象徵地位時，便是我們的興趣型好奇心發作了。匱乏型好奇心有種閉鎖的感覺，縮窄我們的焦點——盡快找到那項資訊。我們忽略一切瑣事，我們有任務在身，有股動機促使我們必須取得那項資訊。興趣型好奇心則開啟我們的體驗，我們並不著急，因爲我們著重在學習的過程。發現的喜悅本身就很棒，這件事本身就具有獎勵性，因爲我們不必得到任何東西作爲獎勵。

你可以這樣記住兩種好奇心：匱乏著重於目的，當你取得缺乏的那項資訊，你已完成了全部的任務。興趣則著重於旅程，卽便你心中有一個明確目的，你亦享受學習的過程；你有沒有達成目的並不重要。

從大腦的角度來看，相對於匱乏好奇心，興趣好奇心甚少受到研究。我不認爲這是因爲大家對興趣好奇心缺乏興趣，而是因爲很難劃定與研究。我們很容易便能將大學生送進腦部掃描機，詢問他們小知識問答題以誘發他們的匱乏好奇心，但要教導猴子賭博就困難多了。在掃描腦部之時，讓人類專注於發現的喜悅，或者如同禪修之人所說的「不知道的喜悅」，則更是一項挑戰。

不過，我們不必依賴精密的腦部監視器來進行屬於自己的興趣好奇心實驗。你很容易便能自行發現，對某件事產生興趣——眞正好奇——是很棒的感覺。因爲其本質上的獎勵性，便可自我回饋。我們無須塡補任何空洞，因爲我們一開始就不匱乏。我們可能會發現、甚至能訓練自己，沒有答案也完全沒關係。事實上，當我們明白「必須知道」是多麼沉重的負擔，而保持（興趣型）好奇心是多麼輕快，則放棄「必須要、一定要知道」的心態將能解放我們。

興趣好奇心讓我們主動學習。我們感到好奇時，自然會靠近仔細觀察，想要了解更多。我們會用全新眼光去看待我們大腦預設爲同樣的事物。哇，我沒注意過花瓣在晨曦中確實閃閃發光，太奇妙了。在《欲望植物園》（*The Botany of Desire*）一書中，麥可・波倫是這麼寫的：「記憶是好奇的敵人，因爲好奇只停留在此時此刻。這就是爲何好奇有賴於遺忘——亦卽減去的過程。除非你是個孩童。」當我們專注在過程，我們便減去假設，進而幫助我們更清晰地看進當下的情況。

我們對待生活的態度對我們的生存至關重要。假如我們習慣判斷與假設事情會是某種情況，我們的大腦便會關閉，讓我們更難學習。如果我們保持好奇，便能接納新體驗。我們走出一切都熟悉與安全的舒適圈，進入開放與學習的成長圈。興趣好奇心幫助我們保持開放、好奇，而不是假設。據傳是蘇格拉底所說：「好奇是智慧的開端。」

但願你早已探索過一些好奇的力量。將興趣好奇心帶到我在本書此前提過的探討與練習，有助於抱持開放的心胸，帶領你學習與成長，而不是被困在自我批判與愧疚的習慣迴圈。在進入本書最後一部的同時，像鍛鍊肌肉般鍛鍊你的好奇心，不僅能讓學習更容易，還會讓這趟旅程更加享受。

本書的最後部分將一步步指導你如何培養選擇有益習慣的自由。這些選擇來自聆聽你的身體，讓你進一步覺醒，看清原本的「你應該」習慣迴圈根本幫不上忙。你將學到如何向大腦證明，吃得健康以及用其他方法疼惜自己有著卓越的獎勵價值，好讓你破除舊習慣，用更好的習慣取而代之，也希望這些可自我強化的新習慣會長久地陪伴你。作為額外的紅利，你也將學到疼惜的力量——它能治癒心靈的傷口，粉碎你一路走來於無意間建立的「你應該」習慣。

好奇與疼惜是最要好的朋友，它們相輔相成。它們也是你的朋友：對你的大腦而言，它們是遠比罪惡感與羞恥感更具獎勵性的雙人組。你愈是深入了解它們，它們就愈能幫助及支持你。

第20章

第17天：不強迫的選擇自由

我們花了過去兩週教導你如何打破無益的飲食習慣迴圈。如果你抽菸或對藥物上癮，在本書這一部，你已經學到如何告別你的致癮物質，但你無法告別食物（呃，或許蟲蟲軟糖可以）。不吸菸也能活，但你總得吃東西才能活下去。

全面禁止不是辦法。如果你曾經試圖強迫自己不去吃最愛的甜點，便明白禁果在你腦海中會變得愈來愈甜，因爲你無法停止幻想。

既然你已經看清，或許也已開始戒除舊習慣迴圈，你的大腦便能問自己：「我眞正想要的是什麼？」你需要什麼以眞正滋養自己，而不只是搔到渴望之癢處的東西？你的大腦早已開始探索什麼會比舊習慣更好。當你培養與精進你的覺察之後，大腦便開始思索什麼樣的特質可以在長期之下確保你的生存機率。什麼會讓你感到充實滿足，而不是感覺很差？一旦你找到新的健康飲食習慣——美味又營養的食物種類，以及不會讓你衝下放縱懸崖的合適分量——你將會心滿意足，壓根不會再思及以前那些不健康的選項。

在我的診所和數位治療計畫中，我用很不科學的語氣，將這種程序稱爲「更大更好的機會」。這個名稱是我在回想那令人難堪的通過儀式——高中時的約會——之後想到的。我約到了一個星期五晚上的約會，興奮之情逐日升高，卻在最後一分鐘接到一通電話，我的約會對象用世上最爛的藉口放我鴿子，相當典型的「我還在洗頭」。那個人多半得到了一個更好的新機會，比如跟別人的約會。她得到了一個更大更好的機會。

你的眶額皮質總是在權衡各種選項，而且總是選擇更大更好的機會。我們已經探討過意志力失敗之處，竅門在於借力使力，而不是與之對抗；如此才能提高成功機率，確保新的有益習慣能夠長久維持。

所有傑出的領導人都知道，比起站在「你應該之山」的峰頂、高高在上的命令，自由做出的選擇更爲人所接受、更能長久持續。這就是爲什麼睿智的父母不會爲了孩子不肯在風大的日子戴上帽子而發脾氣。聰明的父母知道，比起跟孩子吵了十分鐘後硬把帽子戴在他頭上，孩子更可能在星期二自願戴帽子的情況，是他在星期一從自身體驗——**昨天我的耳朵凍壞了，好吧**——學乖了。比起耳朵凍僵，耳朵暖和當然是更大更好的選擇。

自由做出正念選擇

我和團隊發現，當參與者可以自主做出選擇，此時最能有效利用眶額皮質去尋找更大更好的機會。

「當下就吃對」計畫成立與開始營運之時，我的一名好友彼得，也在實驗改變他對加州州立理工大學（Cal Poly）的大學生教導物理學的方式。他正在摸索一種名爲「翻轉教室」（flipped classroom）的教學模型，其概念是翻轉上課與作業——在家上課，在教室寫作業。彼得將他的物理學授課內容全部錄影下來，讓學生在想看的時候就能看。這讓彼得不必花時間講課，他的學生來到教室時可以做題目，他則在旁隨時回答他們的問題。

我尋思著是否能在正念中心套用相同的翻轉教室模型。我的想法是，人們可以在家使用「當下就吃對」app，並參加一項每週實體課程——採取正念減壓課程和其他團體式課程的相同脈絡——好讓他們也能享受團體聚會的優點。不再是我站在團體前面不斷講述獎勵型學習的運作方式，而是他們可以在家自學那些概論，然後在團體裡提出疑問。每週都是動態課堂，他們可以在課堂上提出日常生活中實施計畫原則時所遇到的困難。舉例來說，如果有人困在意志力習慣迴圈之中，便能在課堂上提出問題，我和其他團體成員可以協助他釐清卡住的點，建議他要如何放棄意志力，開始與他的生存腦及規畫腦合作。不僅是提出問題的人能夠從我和其他協作員的建議中受益，整個班級也都能從中學習。

主持團體課程一兩年後，我逐漸看出一個模式。我注意到，加入這項課程的學員的第一項改變，是更善於找出自己的習慣迴圈。相較於加入團體之前，他們更能辨識出更多迴圈，而且看得更爲透澈。這並不令人訝異，畢竟我們就是要訓練他們這麼做。如果他們使用app及加入團體幾週之後還找不出一個迴圈，反而才叫人詫異（坦白說，還會很令人沮喪）。我注意到的第二項改變，是人們開始改變飲食習慣。不僅如此，在使用這個app及加入團體幾個月後，人們每週都會帶著更輕快的心情、更正面的態度回來。因爲我忙於帶領團體，很難看出模式的全貌，我只知道有一些轉變正在發生。

我請來專家研究是什麼樣的變化過程促成了這些轉變。正好，我實驗室的一名研究所學生艾莉兒．貝西亞（Ariel Beccia）有質化（qualitative）研究的背景。大多數研究——事實上，就是我們視之爲研究的大多數學術探討——都是用數字來測量與表述。我們計算一段時間的變化，然後舉出其百分比的變化。我們研究不同團體之間的腦部活動差異。這些全都屬於量化（quantitative）研究。

此時質化研究就派上用場了。它能說明隨著那項量化改變，人們有什麼實際體驗。質化研究著重於人們在現實中感受到什麼樣的變化，才會導致或符合數值上的轉變。

艾莉兒設計了一項質化研究，以理解我們現實中的翻轉教室團體發生了什麼。她坐下來傾聽團體學員的心聲。

艾莉兒發現，用有益飲食習慣取代無益飲食習慣的最大差別，在於人們能否做出自主選擇。[58]經由第一步與第二步，參與者感覺他們做出正面飲食選擇的能力提升了，且他們「採取了適應性方法以因應負面體驗或情緒。」至於第三步，有一個人是這樣總結的：「你隨時都能保持覺察。但真正做出選擇，才能帶來持久的改變。」

由這項研究可明確看出，第三步的成功關鍵是聆聽身體聲音之後所做出的選擇，而不是來自心智的「你應該」命令。將團體成員所說的話匯集起來，我們共同定義出了第三步：一種源自於切身之覺察的、非強迫的選擇自由。

能夠確切地指出我們多年來的觀察，真是讓人心滿意足——這再次說明減少我們大腦裡的不確定性會讓我們心情變得更好。而這項定義來自團體的發想，這也很令人開心。我們不是穿著白袍的研究人員，指揮人們該如何行動；我們所做的是傾聽，而這個團體展現了智慧與說服力。

我們的團體成員一次又一次地說明，這種不受強迫的選擇自由完美符合我們大腦的運作：可以選擇的話，我們會挑選更具獎勵性的選項。關鍵在於，我們首先必須**感覺到自己有所選擇**。

第三步始於看清自己可以選擇脫離舊習慣迴圈。假如沒有覺察到這些迴圈——亦即第一步——我們便做不到這點。如果沒有覺察到習慣迴圈多麼不具獎勵性——亦即第二步——我們便沒有動機去脫離迴圈，我們不會認爲自己可以做到。唯有當我們嘗試過其他做法——停在愉悅高原的頂部，而不是衝下放縱的懸崖——我們才能看到其實還有其他選擇。最重要的是，我們必須看見其他選擇是更好的。我們必須爲自己找到更大更好的選擇。

♥ ♡ ♥

說到底，這就是我們大腦的運作方式。眶額皮質會檢視A與B，並選擇更具獎勵性的一方。我們在第三步的任務便是要教導眶額皮質，有其他的食物（與其他分量）比我們想要擺脫的那種更令人愉悅，使大腦可以自由選擇更大更好的機會。舉例來說，我們會發現一塊水果能給予我們甜美的滿足感，而且不會讓我們渴求更多。不要過食——在跌落懸崖前停止——也是一樣。不去做某件事，比如不過食，亦算是一種更大更好的選擇，因爲其感覺比做得太過頭來得好。

更大更好原則甚至適用於我們的決策。例如：

哪一個感覺比較好？感覺你在一件事情上沒有選擇，還是有所選擇？

哪一個感覺比較好？強迫自己去做一件事情，還是感到那是自然而然的選擇？

一旦我們的思考腦開始傾聽身體感受，就會形成一種可以促成共識的對話；身體與頭腦攜手合作時，自然會選擇更大更好的機會。非強迫的選擇自由比困在舊飲食習慣感覺好太多了，也比強迫自己堅持一種飲食計畫好多了。

在接下來的章節，我將爲各位說明如何運用大腦以堅守更大、更好的機會。

現在：非強迫選擇的好處

習慣是一股強大的力量，但如同我們討論過的，擺脫習慣是有可能的。事實上，我猜想你已經擺脫了自己的一兩項習慣，只因領會到B優於A。不妨想一想你最近改變的任何習慣。你是否發現，當你覺得是自己做出的自由選擇，就更能堅持新行爲？你是否有其他困擾自己的習慣？針對這些習慣，你是自由地選擇了新獎勵，抑或是被外部來源所引導的？

第21章

第18天：利用食物／情緒關係

我對自己的幼年時期沒有多少記憶，只模糊記得膝蓋擦破皮以及在樹林裡玩耍的情景。不過，我倒是清楚記得一年級或二年級的某一天，我到朋友克萊頓家裡外宿。在克萊頓家過夜很特別，因爲他的媽媽讓我們喝汽水、吃甜甜圈當早餐，而我在家裡能吃到最接近甜食的東西是角豆（carob；一種有巧克力味的奇怪東西，是我那注重養生的媽媽在印第安納州的一間食品合作社買的）。甜甜圈和汽水的糖分炸彈讓我大開眼界，我以爲我中大獎了，但沒多久，我覺得胃裡怪怪的。我回到家後，跟媽媽說我的肚子很不舒服，她問：「你早餐吃了什麼？」我回想起一個小時前吞掉的那個（還是三個？）糖霜果醬甜甜圈，腦袋彷彿突然領悟了什麼，那或許是我第一次回顧某件事。

數年後，我進了中學，迷上了極限單車競賽——印第安納州沒什麼事可做，有個笑話說這裡只能看著玉米生長。而騎著單車在泥土賽道上馳騁、高高躍起之後落地，實在非常刺激。比賽在夏天週末舉行，共有三輪小組賽。在各分齡組別的每項賽事中，賽道人員會加總選手在三場比賽中的名次，選出當天的勝利者。我仔細追蹤我的競爭對手，我想要贏。

爲了在每輪小組賽前補足體力，我用送報紙賺來的錢爲自己添購了補給品，因爲我媽不肯花錢買我認爲合適的比賽營養品：汽水和糖果棒。我再也不想吃角豆了！問題在於小組賽是按年齡序輪番進行，所以我的比賽橫跨數小時。我通常在第一場比賽表現最好，不是第一名就是第二名。一整天進行下來，我的精力逐漸走下坡，我的情緒也是。等到第三場小組賽，我已經很難跟上別人了。隨著糖分與咖啡因的高潮消褪，我變得愈來愈暴躁且不悅。

在一個比賽日，我媽溫和地建議我試試看吃花生醬蜂蜜三明治代替糖果來提升能量。大概是想要贏的心情勝過想吃糖果，所以我嘗試了這個天然蛋白質和能量的替代方案，結果眞的有效。我在最後一場比賽時，幾乎和當天第一場比賽同樣精力充沛。在此之前，我不明白食物對我的精力水準能有多大的影響，還有我的情緒。當然，贏的感覺很好，但換掉食物亦幫助我擺脫暴躁的情緒，記起我參加比賽的初衷：騎單車真的很好玩（飛躍的感覺也是），無論我最後有沒有贏。

♥ ♡ ♥

身爲精神科醫生，我明白我不是唯一經歷這種旅程的人。營養精神病學是過去數年精神病學的一個新興次領域，[59]就如同字面上的意思：研究我們吃的東西是如何影響我們的情緒。我還要補充，這是一個雙向道：我們的情緒亦影響我們會吃的東西。舉例來說，飽含精製糖的飲食已證明與憂鬱症等情緒障礙症狀惡化之間有所關聯。一項橫斷式研究發現，高升糖指數的飲食讓人有更高機率罹患憂鬱症。[60]其他數個研究亦發現，人工食用色素和苯甲酸鈉等食品防腐劑會增加兒童的過動表現。[61]還有一個迅速崛起的研究領域是調查我們的飲食型態如何增加身體與腦部的發炎指標，且可能與情緒障礙有關。[62]科學家爭相研究其中的明確細節，不過，總歸一句話，就是我小時候聽過的：你就是你吃的東西。食物＝情緒。吃垃圾食物，心情就會像垃圾。諷刺的是，如果我們不知道回饋循環在我們腦中是如何運作，心情像垃圾就可能引發我們吃更多垃圾，讓循環永久持續下去。

知道我們的飲食是如何影響我們的精力、情緒及身體健康，會讓我們去尋找與選擇更大更好的機會。我永久戒了汽水——只需想像我喝了汽水跟喝茶、喝水的感覺差別，就足以讓我的大腦做出這項選擇。

藍莓——我與蟲蟲軟糖之戀的美好結局

還在蟲蟲軟糖時期的時候，我做了一點研究實驗。在科學上，單人交叉臨床試驗（N of 1 trial）這個術語顯示出你可以由單一個案學到許多東西，而我這個單人即將從蟲蟲軟糖與藍莓的比較之中學到很多東西。這段人生時期的我甚至不敢在家裡放這種軟糖，因爲即便是念頭閃過，我就非得吃到不可。

專心注意有助於我對蟲蟲軟糖覺醒，但那還不是完整的故事。

雖然蟲蟲軟糖在我大腦裡已經不再受歡迎，但晚上吃糖的那種熟悉感仍在。我會走到櫃子前徘徊踱步，那種渴求並未消失，我的大腦在尋找可以讓它滿意的其他東西——甜的東西。我的大腦在尋找更大更好的機會。

如果我的腦子想在晚飯後吃些甜食，我需要做個實驗看看什麼甜食可以在競賽中勝出，包括我在事後有多滿足——也就是說，不會導致更多盲目進食的渴望——以及它如何影響我的精力、情緒等。此外，它還要好吃，所以我開始比較蟲蟲軟糖與藍莓。

首先，我對這兩樣東西都做了正念飲食練習。二者的味道有天壤之別，蟲蟲軟糖有一種噁心的汽油甜味，藍莓則完全沒有。我很難將它們的味道訴諸語言。就好像藍莓在演化中達成了口感、味道和讓大腦與身體滿意的完美平衡，尤其是跟蟲蟲軟糖相較之下。顏色：蟲蟲軟糖有著迷幻色彩；藍莓天生是種誘人的深藍。口感：蟲蟲軟糖黏答答；藍莓先是輕輕啵的一聲，然後又軟又脆。渴求吃更多：蟲蟲軟糖的誘發程度破表；藍莓在我吃夠了以後很容易停下來。你應該大概懂我的意思了。*

* 沒錯，我在這兒刻意誇大了。如同我在本書稍早提過，這不表示在我們專心注意時，甘草糖或冰淇淋會突然變得很難吃。然而，我們可以試著探討吃一杯藍莓與一杯蟲蟲軟糖、甘草糖或任何甜食選擇的結果。

我的大腦——以及我們所有人的大腦——可以分辨它得到的是一件好東西，只要我們給它機會去注意。我們不必閱讀一份說明藍莓益處的研究報告；大腦在我們吃東西的時候便已得知實情了。

我找到了更大更好的選擇。

培養覺醒

我的藍莓實驗凸顯出數件重要的事。(一) 注意力能幫助我們汲取自身已經過數億年演化的能力，這種能力幫助我們人類明白什麼食物是健康的。現代的我們必須重新學習，因爲我們已經習慣吃加工食品。(二) 天然糖分來源與加工糖分對於渴求的影響截然不同，舉例來說，藍莓的糖分伴隨著纖維質，在腸道中是相對緩慢而穩定地被吸收。加工食品的設計目的是要容易消化，釋放糖分以快速吸收，這導致我們血液裡的代償性胰島素飆高。這便是所謂的升糖指數（GI），食物的GI值係根據其增加血糖的程度來設定；血糖急升急降會造成渴求，所以食用精製碳水化合物（基本上就是糖）只會讓我們想要吃更多。請記住，我們的身體如此演化是爲了讓我們撐過饑荒。食用天然熱量來源時，我們從自身體驗便明白它給我們的感覺不同——感到滿足而不會渴求更多。我們更容易在愉悅高原順利減速到停下來，而不會衝下放縱的懸崖。（三）對一項食物覺醒之後，我們可以信任大腦來填補其遺留的空白。

信任的建立，始於對自己大腦運作方式的了解，然後便能利用覺察讓大腦爲我們做事，從而建立起信任。強迫自己吃花椰菜是一種既不具獎勵性又累人的習慣。覺察與好奇是我們能給予自己的禮物——它們會替我們把事情辦好。

更大更好食物的潛在選項

根據你的基因組成、運動習慣、體格、睡眠習慣和數十種其他因素，你的營養需求與別人可能略有不同。不過，有些食物對每個人均能提供相對高的獎勵——而其中大多數屬於簡單、未加工的食物，仍保持由土地長出來或從植株摘下來時的樣貌。（未加工植物性食物還有環保的額外好處。）我不會在這裡幫你列出一份清單，因為我們太容易著迷於食物規定，然後在沒有遵守規定時將自己關進牢獄。相反地，只要注意就好了，傾聽你的身體，注意吃不同類型食物時的感受。相比於不斷修改的該吃與不該吃清單，你的身體更有智慧。

是的，覺察不僅可幫助你覺醒於不健康的食物種類與分量，亦可幫助你愛上對你的健康福祉有益處的那些。你無須告訴自己該吃或不該吃什麼食物；只要你培養覺察、注意結果，你的身體就會幫你完成剩下的工作。附加好處是這會形成身心之間的良性循環。當你注意到心情不好可能導致你吃垃圾食品、進而讓你心情更不好，你便是對這種循環產生覺醒。當你注意到吃加工食品或含有人工添加劑的食品會影響你的心情，甚至讓你渴求更多不健康食品，你便是對那種迴圈產生覺醒，擺脫了那個迴圈。正如同我多年來的經驗，接下來你便能去探索所有可以幫助你提升情緒及維持精力的食物。

你的身體早已知道哪些食物種類與分量是更大更好的選擇，你只需要傾聽。每次你這樣做，並注意其結果，你便會愛上那些行為，這單純是因為你感覺更好了。無論我們是在探索放棄食品添加劑（例如人工色素）而改吃天然食物、用氣泡水取代汽水，或者用藍莓取代軟糖，我們身體與大腦都知道什麼才是對我們最好的。事後進行回顧則幫助我們鎖定這些獎勵價值，方便日後提取。

你現在或許感覺不容易，但其實很簡單。我向你保證，我並未過度簡化其概念或過程，也沒有遺漏任何事情。我的實驗室所做的研究已證實了這一切，同時，我也站在許多研究過大腦與行為增強學習基本因素的科學家肩膀上。

現在：建立你的覺醒資料庫

現在，你應該已有了一個覺醒資料庫，存滿一些食物的實用資訊，可以證明它們並沒有所宣稱的那麼好。你儲存在資料庫中的資訊，是來自正念飲食的負增強學習之結果。但別忘了，還有正增強。是時候開始為你的覺醒資料庫儲存資料了——短期滿足與長期滿足的食物組別。挑選幾樣因爲迄今所學的練習，你開始更爲享受的食物。

正念飲食練習：依循我在前面提出的正念飲食指導原則，在吃這些食物時專心注意。注意每一口的滋味，注意吃完後的感覺。

回顧這項食物：吃完之後大約二十分鐘到一小時，花一些時間注意你的感受。回想吃的時候的感覺。不斷重複這項練習，以鎖定先前（及現在）這些食物給你的美好感受。

♥ ♡ ♥

你可以在食物分量方面做相同練習。利用愉悅高原，注意在跌落放縱懸崖之前便停住是什麼感覺。事後進行回顧來記住這種感覺，日後當你感受到放縱的衝動時，看看你能回想起多少在懸崖前停住的記憶。

第22章

第19天：疼惜

數年前，一位三十多歲的女士因爲暴食症來到我的診所，我們姑且叫她塔莎。*我看著她的病歷，發現她符合暴食症的所有標準：吃的速度過快；吃到不舒服的飽脹；在沒有飢餓感時吃下大量食物；暴食後感到厭惡、憂鬱或愧疚。我知道傳統療程會是什麼——開立藥物以治療憂鬱症狀，針對負面思考模式進行認知行爲治療，有必要的話，或許再加上一些營養諮詢。

* 相對於本書裡的其他人，她沒有使用眞名。不過，她和本書其他人一樣都是眞人案例。

我作爲執業醫師的資歷，已經久到讓我明白診斷量表上的一堆標準不足以告訴我塔莎的一切。如同地球上的每個人類，塔莎的故事更爲複雜，而且遠比她的病歷更能指引我如何幫助她。

在與塔莎的談話中，我得知了她的創傷史，她在十歲之前便學會用吃東西來麻痺負面情緒。等到她來找我的時候，她已經到了一個月三十天中、大約有二十天會暴食整個大披薩的程度。有時候她甚至會因爲暴食而又暴食。她的暴食習慣重創了她的身心：她的體重很不健康，有憂鬱症狀。她對暴食充滿罪惡感，對自己停不下來感覺羞恥，並且對於擺脫這個循環感到無望。

我爲她感到心疼——這麼多年的痛苦。

但是，就算她暴食了這麼長的時間，我仍覺得很有希望和她一起扭轉局面。我們一塊找出她的習慣迴圈：觸發點——負面情緒。行爲——暴食披薩。獎勵——麻木。在我們摸索的過程中，暴食令她感到羞愧、進而導致「因爲暴食而又暴食」的行爲亦清楚浮現出來。她腦中的委員會成員火力全開，爲了暴食而批評她。然後，由於對自己所做之事有罪惡感，她開始對自己這個人感到羞恥。她不但批評自己的行爲，也批評她自己。

假如暴食這件事讓她陷入愧疚與羞恥的惡性循環，她爲什麼還要再暴食？遺憾的是，她的大腦只學到一種處理負面情緒的方法，那便是繼續暴食的無益習慣迴圈。

暴食導致自我批評，進而造成罪惡感與羞愧，進而導致另一次暴食，這彷彿讓我們困在永無盡頭的漩渦。那股引力可以非常、非常強大，就像水中的渦流：一旦我們被捲入，它便會加速將我們往下拉。我們似乎無法從「因爲習慣而造成習慣」的循環自拔，因爲它們會互相回饋。塔莎大腦的情況並不是她的錯。

自我批評的習慣

另一股不幸的自然力量可能增強這些情況的力道：熟悉感。還記得嗎？我們的大腦不喜歡改變。改變讓大腦覺得很不舒適，於是竭盡全力去避免，其方法便是追求熟悉的事物。我們來看一個例子，說明這股熟悉的拉力如何將我們拉往錯誤的方向，即使我們的規畫腦明白改變行爲才會更好。

希伯來大學一個由雅爾・米爾格蘭（Yael Millgram）領導的研究團隊進行了一項簡單實驗，分別對憂鬱及不憂鬱的人展示一組照片。一些照片是快樂的景象，例如一群可愛貓咪窩在一起，好像在對著鏡頭微笑。其他照片則是哀傷的，例如有人在哭泣。還有一些是中立景象，比如一個時鐘或一只凳子。科學家請實驗對象評估他們看過照片後的心情。[63]在兩組實驗者之間，看到快樂照片會引發快樂，哀傷照片會引發哀傷，這並不令人意外。接下來的就有趣了：憂鬱的人選擇看快樂照片的次數並無不同，但是，他們選擇看哀傷照片的次數比不憂鬱的人**明顯更多**。

米爾格蘭與她的團隊重複類似設置的實驗，但這次不是展示快樂與哀傷的照片，他們請新一批參與者聆聽快樂與哀傷的音樂。他們發現了相同結果：憂鬱的人更可能選擇聽哀傷的音樂。

研究團隊想要知道，如果用認知策略讓憂鬱的人感覺更好或更糟，會是什麼情況。他們會選擇什麼？最後一輪的實驗參與者接受訓練，使用認知再評估（cognitive reappraisal）來增強或削弱他們對情緒刺激的反應。藉由賦予圖像不同意義或詮釋，可以增加或削減他們的情緒反應。接著他們看了與第一項實驗相同的快樂、哀傷與中立圖片，並且被要求選擇一項策略：讓我更歡喜或更憂愁。你可以猜到這個故事的結局。沒錯，憂鬱的人選擇不讓他們自己感覺更好，而是**更糟**。

世上大多數不憂鬱的人聽到後或許覺得奇怪，但對於那些憂鬱的人而言，這聽起來熟悉，甚至感覺熟悉。憂鬱的人或許就是更加熟悉那種心情——這就是他們的舒適圈。我們偏愛自己熟識的惡魔，只因爲我們對它熟悉。未知的恐懼——太多不確定性令人喘不過氣——擊敗了我們的不舒適。了解我們的心靈是如何抗拒改變，可以幫助我們對自己的體驗敞開心胸，去因應那種抗拒感以實現改變。

這正是我們批評自己飲食時的狀況。在完美世界裡，我們可以召喚內心的鮑伯·紐哈特（參閱第三章），說「別這樣想！」，我們便神奇地不再批評自我。但是，我們已經如此適應爲了無益習慣而痛斥自己，以致我們把這也當成一種習慣。我們覺得那是我們的錯，就算其實不是。那是我們腦中搭錯線所造成的電路故障，而這種故障是可以修復的。

除此之外，我們的大腦會將我們的行動合理化。我們告訴自己，批評自己必然會有所得，否則我們就不會那麼做了，對吧？**批評我自己能讓我停止那種行為**！遺憾的是，那其實只會增強自我批評的習慣而已。對許多人來說，自我批評比什麼都不做來得好一些——尤其如果他們背負著沉重的情緒包袱。儘管過去發生的事情已無可挽回，他們還是覺得必須做點什麼，而他們現在能做的事就是斥責自己。啊，控制。他們愈是去做，就愈是熟悉，然後愈難擺脫迴圈。控制與舒適是一對力量強大的朋友，特別是雙強聯手的時候。

我們計畫的一名參與者表示：「我時常想，爲什麼我好像在自我破壞，即便我明確記得我討厭自己這麼做的時候也還是繼續吃。以前的我曾想過答案或許是我必須更加憎恨自己，才能在下次形成一種約束。」

說回來塔莎的故事，她困在暴食—羞愧—暴食的循環。我們共同努力的一件事是讓她學會利用自己的眶額皮質，開始探索自己從自我批評中得到了什麼。這個部分很直接明瞭，她看出自己的眶額皮質並沒有從自我批評中得到任何東西，除了更多的暴食，沒有獎勵性。透過負向預測誤差，她的大腦幫助她打破了習慣迴圈，不再那麼經常暴食。

然而，那還只是一半的故事。如何緩解自我批評呢？她需要在那些時刻爲自己的大腦找到更好的東西。

疼惜是更大更好的選擇

塔莎的自我批判委員會總是超時加班，不過，塔莎本人已逐漸學會跨出自我批判的習慣迴圈，因爲她看出那些迴圈非常沒有獎勵性。是時候搬出祕密武器了：疼惜。我們開始探索疼惜——對她自己疼惜。

人們往往將疼惜（kindness）與憐憫（compassion）當成同義字，尤其是用在自己身上的時候。憐憫的字根是「compati」：「com」是「與、同」的意思，而「pati」的意思是「痛苦」。我們在面對痛苦時，無論是他人或我們自己的痛苦，通常會有一種自然反應：迫切想要伸出援手。這種憐憫是出於什麼樣的態度呢？那就是疼惜。因此，憐憫與疼惜是相關但不相同的。沒有痛苦，我們也可以疼惜。在痛苦時，疼惜是一種自然出現的憐憫舉動，以緩解那種痛苦。爲什麼疼惜會在這種情況下出現呢？

我的實驗室進行了一項研究，想明白疼惜的獎勵價值爲何。我們請數百人爲一堆不同的心理狀態和行爲排名，最喜歡的放在最上面，最不喜歡的放最下面。從焦慮、恐懼、憤怒、挫折、擔憂，到感激、滿足、相互理解和疼惜等各種心理狀態。其中疼惜排名第二，僅次於感到喜悅。你現在就可以爲自己重複那項實驗。何者感覺比較好？當你批評自己時，還是疼惜自己的時候？不用想也知道。

如果你會批判自己，甚或爲了批評自己這件事而批評自己，現在或許正適合後退一步、將這種習慣找出來，問自己：「我做這個，得到了什麼？」你不需要用力將自我批評的習慣踢到一邊去——記住，意志力是一種迷思，而不是可以鍛鍊的心靈肌肉——你只需要召喚你的覺察和疼惜。覺察幫助你的眶額皮質看到批判不具獎勵性，因此它自然會不受歡迎。此時疼惜登場，天眞無邪地問：「你上次與我同在時的感覺如何？」疼惜是更大更好的選擇，在面對痛苦的時候——比如我們批評或斥責自己時——我們可以學習培養疼惜作爲新習慣。

以下是一個案例。寫下本章初稿的前一天，我正在每週團體視訊會議與一位名叫艾力克斯的男士進行討論，他告訴我，他爲了自我批評而苦惱。我請他探索批評自己是什麼感受。他得在視訊會議中的其他兩百人面前發言，所以他只簡單扼要地說：感覺不好。

接著，我請他想想曾經體驗到疼惜的時刻。我預期他會說在超市排隊時被其他人禮讓，或是有個小孩不經意間給了他一個擁抱之類的，結果他說的話卻讓我感到意外：

「前幾天早上我幫室友煮了一個蛋當早餐。」這並不是我的大腦所預想的。眞有意思。我問他，對他的室友做出善意舉動有什麼感受，他肯定地表示那種感覺很好，眞的很好。這件事顯示出對他人的善意會爲我們情緒帶來正面效果。我請他在自己身上進行這種比較：疼惜 vs. 批評。艾力克斯迅速回顧了一下，憶起自我批評的感受（不太好）與疼惜的感受（很好！）。接著我請他比較這兩者，讓他清楚看出何者具有更高的獎勵價值。

很多時候，疼惜別人比疼惜自己來得容易。因此，在我們大約五分鐘的探討結束時，我給艾力克斯一項任務：當你注意到自我批評，便提醒自己幫室友煮一顆蛋是什麼感覺，花一點時間在心裡替自己煮個蛋。他接受了這項任務。

♥ ♡ ♥

疼惜的感覺良好。當某人對／替我們做了善意的事——尤其是無條件，並不是爲了報答我們或者我們要求回報時——讓人感覺溫馨，就好像裹著自己最愛的毯子。目前在教導大學生正念的崔西，是這麼說的：「疼惜就像穿著我最柔軟的毛衣，但我不只在皮膚上感覺到柔軟的毛衣，而是感覺沁入到身體裡。感覺受到了撫慰。」此外，還有一個好處：有了自我疼惜，我們既付出善意（給我們自己），亦收到善意（從我們自己）。這眞是件了不起的毛衣。

崔西與艾力克斯感受到疼惜的獎勵價值一事，亦有神經科學作爲佐證。我的實驗室會進行神經造影研究，此研究可概述爲「你的大腦在疼惜時的模樣」。[64] 我在其他地方詳細寫過我們的研究，所以在這裡只簡單表述。我們就疼惜如何影響大腦進行了數項研究，包括人們在練習名爲慈心禪（loving-kindness）的冥想的時候（稍後你將學到如何進行這種冥想）。我們一次又一次地發現，當我們想吃更多巧克力、批評自己或者擔憂未來時，後扣帶皮質火力全開，但它在我們練習疼惜時則變得無聲無息。這可以用一句話總結出重點：疼惜會讓因爲渴望而火熱的腦部區塊冷卻下來。

我們所有人都可以注意看看，疼惜的毛衣是什麼樣的觸感，不論是他人對我們好、我們對別人好，或者我們對自己好。我們能在心裡爲自己與他人編織什麼樣的疼惜毛衣呢？

疼惜如何創造成功

英國心理學家保羅・吉爾伯特（Paul Gilbert）主持的研究讓我們看見，疼惜可能有些令人卻步，尤其是對我們自己。[65] 對自我批評委員會聲音很大的我們來說，吉爾伯特的研究顯示出我們可能形成了對憐憫或疼惜的畏懼，而這種恐懼與自我批評、壓力、焦慮和憂鬱有關。我們養成不疼惜自己的習慣後，可能會不敢善待自己，因爲這跟我們習慣的做法不同。我們可能害怕沒辦法善待自己，或是認爲自己根本不值得善待。我們也可能害怕自己會失去優勢、失去控制。當大腦說服我們，多吃一球冰淇淋就是對自己好的時候，自我放縱與自我控制變得難以分辨。諷刺的是，我們在這些時刻所能做的最好事情就是檢視自己。

我們對「當下就吃對」計畫參與者的質化研究顯示，了解我們在自我批評、陷入自我放縱或壓力性飲食習慣迴圈時的大腦運作，可讓人們擁有力量拋開和打破那種頑固的習慣迴圈。以下是我們描述研究發現的報告內容：[66]

對許多人來說，這些行爲是因應機制，而他們將壓力或創傷的生活事件視爲觸發點。如同一名女士所說：「我想我從不曾質疑過暴食。現在我可以回到當時說，啊，畢竟我剛收到令人震驚的壞消息。難怪我需要找方法去因應！」了解飲食失調在他們生活裡所扮演的角色，便減少了羞愧感或罪惡感（比如，「我對自己的批評減少了。我只是個凡人，而這就是我的感覺」），這經常與人們先前嘗試「控制」其飲食，例如節食等形成對比。舉例來說，一名女士解釋道：「那正是這項計畫與其他計畫最大的不同，後者認爲你減重成功了，就表示你是個好人，沒有的話就是壞人。」

拋開罪惡感與羞恥感，便能給予人們力量，開啟自我疼惜的空間，甚至開始想要處理造成他們情緒煩惱的根本原因，而不是用飲食來逃避。有個人說：「這給了我很大的力量，因爲如今我已知道是怎麼一回事，我可以做出改變。」

當我們感到手中握有力量，就更能爲自己做出選擇，而這讓我們對自己產生好感。我們不再批評自己軟弱或失敗，而是用憐憫與理解來對待自己，知道我們只是想保護自己。

一名計畫的參與者說得好：「有了疼惜，我發現腦中委員會的許多老成員完全沒有聲音了。我不再飽受『如果……會怎樣』的持續轟炸、把自己逼到絕望之境，取而代之的是疼惜的聲音。這完全改變了我的人生！」

我們可以不再留戀沒有助益的老委員，隨著它們的獎勵價值下跌，它們就會退出我們的腦袋與生活。透過同樣的方式，當我們注意到疼惜的感覺有多麼好，其獎勵價值愈加明確，就更容易加以聆聽，尤其是在舊聲音已經離開房間之後。疼惜確實是更大更好的選擇，特別是跟「如果……會怎樣」與唱反調的聲音比較之後。

練習疼惜

有許多方法可以練習疼惜我們自己，這些方法各有其風格及形式，來自不同宗教與文化傳統。若你想要學習疼惜自己，我建議從最簡單的著手。如同我與艾力克斯的諮詢，你得找出自我批評或其他缺乏疼惜的習慣迴圈。當你跟自己講話的時候，你是用什麼語氣？當你的身體要求伸伸腿、休息一下時，你是否強迫自己繼續坐在桌前？這些心理與生理的不疼惜舉動或許十分隱微。在探索它們數也數不清的呈現方式時，我注意到自己甚至在刷牙時也不關心自己——只是又快又粗魯地隨便刷。當你注意到自己落入生理上與心理上的任何自動化行爲，便問自己：「我做這個，得到了什麼？」然後對結果加以注意。

接著，花一些時間練習對你自己的眞正善意，可以是很簡單的一句話，用來提醒自己不要對自己那麼嚴苛：「你現在有這種感受是完全可以理解的」；「你已經盡了全力」；「你已經夠好了（因爲你眞的是！）」，或者任何能引起你共鳴的話語。接受或允許我們的體驗是一種善意的舉動。接受一件事情發生了，和拒絕現實有著天壤之別。（順帶一提，如果有人做了傷害我們的事，我們並不是要寬恕他們的行爲——接受而不是否認事情的發生，讓我們有力量大聲說出來並採取適當的行動。）你也可以練習對他人的小善舉，以充實你的善意資料庫。你將發現，爲別人拉著門而不期待任何回報，感覺挺好的。注意那些結果，讓你的大腦牢牢記住，這種舉動就會變得更自動化。

但請記住，若要做出永久的改變，你需要讓你的眶額皮質在兩個選項之間做出自由選擇。爲了向眶額皮質展示疼惜的完整潛力與獎勵價值，你需要搭配覺察的力量。二者結合之下，你將更順利地培養那些習慣。注意疼惜——任何形式的疼惜——在你身體裡的感受。記住這種感受。不斷重複，直到你很輕易便能想起那種感受。

以下是我們在「當下就吃對」計畫教導疼惜的方法。（只用閱讀的方式可能很難進行冥想，你可以在我的官網找到我引導冥想進行的錄音：https://drjud.com/mindfulness-exercises）

疼惜練習

首先，找個安靜的地方，用舒服的姿勢坐下，讓你的心思平靜地專注在身體呼吸的感覺。

現在，相對於疼惜，請回想你最近不疼惜自己的情境。注意你的身體有何感受，花一些時間注意所產生的感受。

現在，想像一個親愛的好朋友開門走了進來——或許是你許久不見的人。這讓你有什麼感受？

注意這種感受與你未善待自己時所產生的感受有何差異。你的心裡或胸口是否有一股暖意？或者你感受到自己的緊繃、不安或激動減少了一點點。

現在，將心思帶到這名朋友或是你人生中視為典範的某個人。也許他們有著無條件的關愛、慷慨或智慧。甚至可以是家庭寵物——寵物很能展現無條件的愛。

現在，想想他們好的特質。注意你身體是否產生和想像好朋友推門進來時類似的那種感受，例如溫暖、開闊，通常是在心裡或胸口有所感覺。

如果你現在沒有注意到什麼，那也無妨。只需在我們做這項練習時，持續關注自己的身體。

現在，挑幾句你想對剛才想起的人說的祝福話語。我們會給你一些例子，但你可以隨意挑選最適合你的話。

在心裡想著他們，現在對他們說出第一句祝福的話：比如，「祝你快樂。」吸口氣——祝你快樂——把氣送到全身。**祝你快樂**。

現在，對他們說出第二句祝福的話：「祝你健康。」吸口氣——祝你健康——把氣送到全身。**祝你健康**。

現在對他們說出第三句祝福的話：「祝你一切平安。」吸口氣——祝你一切平安——把氣送到全身。**祝你一切平安**。

現在對他們說出最後一句祝福的話：「願你好好照顧自己。」吸口氣——願你好好照顧自己——把氣送到全身。**願你好好照顧自己**。

接下來一分鐘，按照自己的步調默唸這幾句話。將這些話與身體裡無條件關愛的感受當作錨，讓自己專注當下。如果現在這種感受有些微弱或有點勉強，請放鬆，專注在那些話語。當你喚醒這種自然能力，它會隨著時日增強；不要勉強。

若是你的思緒飄移，只需標記它去了哪裡，再回到那些話語及你胸口那種無條件關愛的感受。

現在，想想你自己，想想自己好的特質。請注意你是否對這麼做感到抗拒。是的，我們擅長將自己批評得一文不值。注意你這麼做之後得到了什麼，再試試能否將它拋到一邊。問你自己：「我想要快樂嗎？」讓這個問題沉澱一下。

對你自己說出第一句祝福的話：「祝我快樂。」吸口氣——祝我快樂——把氣送到全身。**祝我快樂**。

現在對你自己說出第二句祝福的話：「祝我健康。」吸口氣——祝我健康——把氣送到全身。**祝我健康**。

現在對你自己說出第三句祝福的話：「祝我一切平安。」吸口氣——祝我一切平安——把氣送到全身。**祝我一切平安**。是的，這句話是希望我們不傷害自己或被別人傷害，不管是話語、情緒或身體。

現在對你自己說出最後一句祝福的話：「願我好好照顧自己。」吸口氣——願我好好照顧自己——把氣送到全身。**願我好好照顧自己**。

按照自己的步調默唸這幾句話。將這些話——或者任何你覺得適合自己的話語——與身體裡無條件關愛的感受當作錨，讓自己專注當下。若是你的思緒飄移了，只需標記它去了哪裡，再回到那些話語及你胸口那種疼惜的感受。如果你注意到抗拒、緊繃或其他身體感受，只需標記下來，再回去複誦那些話。

假如疼惜練習無法引起你的共鳴，這裡還有一個賈姬與我分享的替代版本：

找一個現在讓你覺得舒服的姿勢。也許是坐在椅子上或躺在床上。閉上眼睛或放鬆視線。做幾個深呼吸，安定下來。在每次吐氣間，讓臉部與身體不必要的緊繃柔和下來。感覺你的身體重量沉到椅子上或床上。

輕輕地檢查自己現在有什麼感受。疼惜與溫柔地探索你的整個體驗。注意現在你腦中浮現的想法。注意你可能感受到的任何情緒。探索你身體此刻的感受。

如果你正遭遇到困難，記得你不是獨自一人。人類經歷著各式各樣的感覺、情緒與體驗，那正是人類的模樣，我們全都經歷過這些。我們時常想要改變我們的體驗，我們或許抗拒、或許試圖導正。當我們開始帶著憐憫去探索自己的體驗，就可以學習用溫暖、疼惜、溫柔的擁抱去接受任何體驗，即便是艱難的事，而這將幫助我們在經歷困難時關心自己。

現在就開始探索吧，看看正視你的體驗是什麼感受，無論是什麼樣的。如果你的體驗是辛苦的，便加以認可與證實，對自己說：「這很痛苦，這很艱辛，我有這種感受是可以理解的。」

如同對待有這般處境的朋友一樣，疼惜與關愛你自己。你可以試著利用觸覺。將一隻手放在自己的心口、腹部或手臂，或者兩手交握，感受觸碰中帶有的溫度與關懷。

對自己說些支持的話語也有幫助。**希望我溫柔、疼惜地關愛自己。我現在已經盡力做到最好了**。選擇你感覺最能支持你自己的話語。

你也可以嘗試對自己表達關愛與憐憫的情感，注意看看重視與關心自己是什麼感受。一旦明白我們都具有關愛憐憫的內在特質，便能隨時汲取利用。只要你喜歡，這項練習想做多久都可以。

等你準備結束這場練習，請記住你在一整天當中都能帶著這種關愛與憐憫的感受，隨時都可以召喚出來。它永遠都存在你心中。感謝你今天用這項練習好好照顧了自己，希望你以後也繼續用疼惜與憐憫來照顧自己。

你可以在椅子或冥想地墊或躺下準備睡覺時，進行疼惜練習。當你走在街上時，甚至也可以一邊練習——對你自己或路過的人說那些祝福的話。很重要的一點是，這些話語未必能讓所有人產生共鳴。沒有關係，這些只是例句而已。儘管去找尋任何適合你的話語。

你或許覺得要開始進行疼惜練習有點困難；我就是這樣。我在初學正念時聽聞了所謂的慈心禪，我的反應是那好像一九七〇年代的玩意兒——散發著濃濃嬉皮味的關於愛的廢話。直到我用嘗試它代替批評它——沒錯，請注意到此處的諷刺——並親身體會到它對我是多麼有幫助。住院醫生時期的我在騎單車去醫院上班途中會練習疼惜，我會在心裡對按我喇叭的人說一句簡短的祝福，同時也對自己說一句：**祝你快樂，祝我快樂**。這奠定了我那天的心情主調：我可以更加活在當下，將疼惜帶到我與病患、同事的互動中，這和因爲有人對我按喇叭而感到煩躁形成了強烈對比。

你或許會批判這項練習、批判你自己，或是擔心自己做不到、做不正確，或者因滿心傷痕而根本沒有能力去做。若是如此，我要引用李歐納·柯恩（Leonard Cohen）的歌曲〈讚美詩〉（Anthem）中的睿智忠告：「放棄追求完美吧。你的不完美正是世上的光進入你的方式。」我要再加一句，這也是你將你的光照射在世上獨一無二的方式。

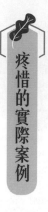

疼惜的實際案例

我建議塔莎（那位暴食披薩的患者）練習自我疼惜，尤其是在她注意到自己陷入羞愧的惡性循環的時刻。練習了幾個月以後，她的生活展現出很不一樣的前景。她幾乎完全停止暴食，並提到自己可以只吃一塊披薩，而且眞正樂在其中。披薩不是敵人，她現在可以看清楚了。她也不再是自己的敵人，而是開始跟自己做朋友。她甚至開始約會，而不是直接否決談戀愛的可能性，因爲她認爲自己確實値得擁有一段感情。

如果你渴求更多疼惜或自我憐憫的訓練，有許多方法可以「學習」或練習培養運用這種感受的能力。例如，克莉絲汀．奈夫（Kristin Neff）設計了一整套自我憐憫課程。較爲傳統的方法則包括各大主要宗教的祈禱與其他儀式，因此，如果你浸淫於某種宗教傳統，我會建議你可以聯繫你周遭的神職人員或社區領袖。你的練習是何種形式並不重要，重要的是你能注意到愛惜自己而不是批評自己時，獎勵價値高出了多少。如此，你才能重獲自由。

現在：練習自我疼惜

在一天當中找機會檢查你的心理活動與身體活動。當你發現自己缺乏疼惜的習慣，便問你自己：「我做這個，得到了什麼？」如果你在一天之中——如賈姬所說——習慣性透過你的「法官與陪審團」濾鏡去看待這個世界，在你換成「關懷與疼惜」濾鏡之後，你看到的景象會有什麼改變呢？你可以練習對別人做至少一個善意的舉動嗎？對你自己也做一個善意的舉動，如何？等你養成習慣後，不要只侷限於日行一善，尤其是習慣不斷自行增強之時，你深深思索著這種感受有多麼美好、你的日子變得有多明亮的時候。

就寢之前，花幾分鐘聆聽我官網上的慈心禪冥想（https://drjud.com/mindfulness-exercises），或者閱讀本章此前的練習，直到熟練為止。看看疼惜的聲音在一天之中有多少次出現在你腦海中。發現它，記錄它，注意它對你的福祉多麼有幫助。不妨讓它加入你的委員會，給它一支麥克風，好讓你更容易在一天當中聽見它。

第23章

淺談創傷

科學與人們之間有著一股微妙的張力。半世紀以來，瑞斯柯拉—華格納模型預測與解釋由老鼠到人類的行爲。這種增強學習的理論模型可以追溯到古代的佛教心理學——早至紙張發明的數百年前。[67]在隨機對照臨床試驗中，我們可以展示這些方法的應用會對行爲產生有意義的、顯現在眞實生活中的影響，包括吸菸、焦慮和過食。

然而，瑞斯柯拉—華格納模型主張，正向與負向預測誤差是改變行爲的因素，且需要透過覺察來做到——但其中明顯缺少個人歷史的因素。我說「明顯」，是因爲我與診所患者會診時注意到了這點。我會去了解他們，問他們是爲了什麼來這裡，我知道他們的故事是我能夠幫助他們的關鍵。

有著創傷歷史的人尤其如此。人們用許多不同方式談論創傷，由於這很私密，即便是談論的方式也能觸發反應。如果你注意到閱讀這個段落觸發了你的反應，你隨時都可以先後退一步，用本書學到的練習，例如標記或疼惜來安定自己。或者，你也可以直接跳到本章結尾的「現在」段落，學習「五指呼吸」的練習。或使用你從諮商師那裡學到的安定心神練習，或者聯絡能支援你的人。請你做好準備之後再繼續往下讀。

我將科學與我眼前的患者結合起來的一個實務方法，是發掘飲食模式如何形成了一種保護機制。增強學習是爲了讓我們抵擋危險。假如發生過什麼不好的事情，我們學習如何避免在未來再次發生。至於創傷，我們大腦只會一招，無論是何種程度的創傷——從最嚴重的創傷到細微的創傷——我們大腦都使用相同的躲避機制：學習可以在未來加以避免的方法，如果管用的話，便重複那種行爲。

舉例來說，如同我先前在一則注釋談到的，我的一名患者刻意增重以保護自己不遭受性騷擾。其他人，例如塔莎，則學會用吃東西來麻痺其痛苦的記憶與情緒。聽著患者講述他們的創傷史往往令我心碎。太多人感到罪惡感，以爲他們原本可以做些什麼來避免所發生的事，然後陷入羞愧漩渦，在罪惡感的觸發下，他們對自己感到羞恥。他們時常覺得一定是自己有問題。我溫柔地提醒他們，這在過去與現在都不是他們的錯，他們沒有任何毛病。我會持續這麼做，以支持他們跨出這些習慣迴圈——許多人長久以來認爲「都是我的錯」，他們甚至不曾想過那或許不是眞的。說到童年創傷，這種羞愧的故事更是根深柢固。兒童對環境的控制遠不如成人，因此「都是我的錯」往往是他們心中唯一想得到的因應策略。這種想法持續得愈久，愈是牢不可破。

如果你曾經歷創傷，我爲你感到難過，那不是你的錯。你有力量去改變「都是我的錯」的故事情節，並克服伴隨其而來的羞恥感。

♥ ♡ ♥

那麼，以人類的角度來看，瑞斯柯拉—華格納模型是錯誤的嗎？它是否缺少了什麼？需要加入童年或個人歷史的變數嗎？答案既是對也是錯，我們先由錯的部分講起。先前我提到，這個模型未必要把童年列入考量即可成立，現在我們來看這項說法的詳細版本。我們的過去奠定了現在的習慣、現在的行爲，而我們現在的行爲奠定了未來的習慣。若我們仔細注意自身行爲的結果，便會看到三件事發生：（一）如果行爲的獎勵性高於預期，我們得到正向預測誤差，未來更可能重複那個行爲；（二）如果獎勵不如預期，我們得到負向預測誤差，未來更不可能重複那個行爲；（三）如果符合預期，我們不會得到任何預測誤差，我們將用相同的過去方式不斷重複那個行爲——習慣維持老樣子，既未增強也未削弱。而這一切需取決於聚焦、眞正注意行爲本身。倘若我們只注意行爲及其結果，這個模型卽成立，沒有缺漏任何東西。

現在來談對的部分，這個模型確實遺漏了些什麼。人之所以爲人，是因爲我們的歷史、我們的故事。我們追憶往昔、擔憂未來，我們時常這麼做——如今已成爲經典的一項研究顯示，我們醒著的人生約五〇%時間都在想著過去與未來。[68] 我們經歷創傷時，大腦學到如何逃避過去與預防重蹈覆轍。藉著吃東西讓心情好一點或者麻痺自己的負面情緒，讓我們可以逃避過去回憶所觸發的現在情緒，我們的大腦學會將吃東西連結到保障未來不發生以前的事。此處要提醒的是，這可能是一個無意識的過程；這不是我們的錯，我們的大腦只是盡全力要保護我們。

那麼我們要怎麼把對的部分——對，這個模型是正確的——以及錯的部分——錯，這個模型必須考慮到我們的故事——結合起來呢？

過去與未來相遇的唯一地方就是現在。此時此地是我們唯一能夠利用過去以改變未來的機會。我說利用的意思是，我們可以正視過去，學習不要無意間、習慣性地將過去拖來現在——而這又會讓我們把過去帶到未來。(再說一次，這不是我們的錯，我們的大腦只是想要幫忙。) 例如，我那些焦慮、恐慌、暴食或者以上皆是的患者，他們的大腦往往習慣在沒有危險時拉起假警報。過去的危險如今已不復存，但警報還是響個不停，使他們高度警戒或觸發他們吃東西。這好比廚房裡的煙霧偵測器，若是設定錯誤——例如，偵測器不只在偵測到煙霧時響起，連偵測到水蒸氣也響起——我們將聽到許多假警報。它不僅會叫我們在眞正起火時逃出廚房，也會叫我們在燒開水的時候逃跑。我們可以學習不理會廚房裡的警報聲，這或許很吵，但我們可以忍耐。可是，如果這個警報是在我們腦裡響起，就更難忍受了。

當那些警報叫我們逃跑或吃東西，或是逃跑加上吃東西，你實在很難忽視它。此時，我們可以將過去帶到現在來檢視。針對使用我們計畫的患者，我首先會請他們學習一些基礎的安定練習，例如標記、RAIN、疼惜，只專注聆聽他們身邊的聲音、看看眼前的景象，或者使用五指呼吸（參見本章結尾）。重點是，當我們恐慌發作或正在暴食之中，我們大腦進入了自動導航的推土機模式。它的動力十足，你無法跳到它前面，徒手讓它停下來；但你可以學習關掉引擎。換句話說，如果你的前額葉皮質下線了，首要之事就是讓它重新上線。安定練習幫助我們專注當下，進而減緩、最終停止我們暴衝的任何行爲。它們幫助我們照顧自己，同時用好奇與疼惜去認可強烈的情緒。

等我們安定下來，前額葉皮質重新上線，我們便能使用這個腦部區塊。我會請人們問這個簡單問題：「我現在有危險嗎？」在他們問自己這個問題時，我請他們觀察周遭環境——讓他們更加專注當下——確定自己是否眞的有危險。這是眞實的？抑或只是習慣？

安定心神、專注當下之後，我們便能做兩件重要的事。第一，我們切割過去與現在。如果我們對危險信號的回應是吃東西，我們便可以知道吃東西是習慣行爲，並專注在行爲的當下結果。這幫助我們聚焦目標，利用負向預測誤差的力量來改變行爲。接著就可以進行第二件事，如同我們調整煙霧偵測器以切斷假警報，我們可以學習辨識與校準這些危險信號。

有許多研究針對一些可以校準信號的不同技巧與治療法，例如正念訓練、眼動減敏與歷程更新療法（Eye Movement Desensitization and Reprocessing，簡稱EMDR）。這些方法似乎有著至少一個共同點：讓我們純粹感受當下的情緒，分辨出這些不是我們的想法與記憶。於是，我們便能將記憶與習慣性觸發的情緒反應分割開來。我們學會將記憶視爲過去的回憶，因此不會習慣性做出心理或生理反應。如此一來，我們將這二者分離，並跨出習慣迴圈。

當我們學會校準危險信號、讓警報不那麼吵鬧之後，便能開始認知並清楚看到舊心理模式對我們造成的傷害：由過去暫時性的保護機制變成半永久的習慣。諷刺的是，那種習慣如今可能在傷害我們，並在未來持續傷害我們。就像是我們最喜愛的鞋子在我們長大後就不合腳了，我們還是繼續穿，因爲我們熟悉那雙鞋子。我們忽略現在的腳痛，因爲已經習慣了那種疼痛。

我們愈是明白我們可以與強烈情緒共處，而不以吃東西作爲回應、或者掉入各種現在已不再有益的保護性習慣迴圈，我們愈是能夠從過去解脫。我們可以正視童年或以前的自己，明白我們在悲慘處境之下已盡了全力，並藉由這種認可去改變延續下來的習慣。等我們的大腦明白舊鞋不再合適、事實上還讓我們腳疼，我們自然會開始尋找新鞋。

以下是一個案例。在我們一個每週視訊會議的團體，有人詢問是否可以討論如何因應童年創傷。要讓這種討論有效的方法，是跟提出自己體驗的人進行一對一談話——當著兩百多人的面前。因此，在我徵得那個人的同意，並警告團體接下來要談的主題之後，我們就開始進行。

我請他說明他養成的習慣迴圈。他的描述如下：自從他的童年創傷以來，他就用擔憂來保護自己，這是他讓自己感到安全的方法。我們談到，那或許也是他當時唯一能感到有所控制的方法。透過我們的「鬆綁焦慮」計畫，他亦明白擔憂現在對他已沒有助益——鞋子讓他腳痛了。我問他是否已對那個策略覺醒，並學到新方法來關懷自己。他確實是。

接著，我問他能否正視童年的自己，並認知到他已經盡力保護自己，現在可以拋開過去、前進到現在。他回答他可以，還補充說正視童年對他來說是十分重要的一環。他可以試著穿上一雙合腳的新鞋，這雙鞋現在很合適，或許也能繼續穿著走下去。

這個故事並不是要說這個過程很容易，或者是這個方法適合每個人。然而，當我們結合正視自己與學習跨出現今的習慣迴圈——以及其他不再對我們有益的舊習慣，我們便會明白確實有可能將過去留在過去，邁向更光明的未來。

現在：練習五指呼吸

我們大腦負責思考與規畫的區塊稱爲背外側前額葉皮質（dorsolateral prefrontal cortex），位在大腦的前側至側面。背外側前額葉皮質管理工作記憶，也就是立卽的知覺意識與語言處理。基本上，它儲存了可供你立卽使用的資訊，像是記住購物清單或一組電話號碼。

你是否注意到，當你感到壓力或焦慮時比較難記住這類事情？你的大腦如同你的電腦，在工作記憶所能儲存的資訊有限。如果你眞的擔憂某件事，那種憂慮的想法會占據大量空間，所以大腦會更難記住購物清單或是某個人於數分鐘前在視訊會議說過的話。

那麼你該如何清理空間，讓你的腦袋更有效率地工作？

我先前提過，正念練習可以幫助你的思考腦回到線上，但這有時可能很具挑戰性。你將覺察放到呼吸或腳部一下子，但由於你的工作記憶已被憂慮占滿空間，這一步可能感覺很勉強，或者不足以讓你的身心鎮靜下來。這裡提供一個小訣竅，有助你將腦裡的記憶體重新開機。我很喜歡這個方法，因爲你可以教給你的小孩並跟他們一起練習，但它也適合各個年齡層，稱爲：五指呼吸（five-finger breathing）。

首先，將一隻手的食指放到另一隻手小指的外側。一邊呼吸，一邊往上移到小指指尖，接著吐氣時往下移到小指的內側。接著再吸一口氣，往上移到無名指的外側，吐氣時，往下移到無名指內側。吸氣往上移到中指外側，吐氣往下移到中指內側。繼續做完整隻手，然後反過來由大姆指做回到小指。做完幾根手指頭之後有什麼感覺？好過陷在憂慮之中，是嗎？

五指呼吸是很好的練習，因爲它同時結合了數種感官，你在注意呼吸的同時，看著並感受自己的手指。這不僅是多重感官——視覺與觸覺——還需要覺察到數個部位：手與呼吸。這需要大腦的大量記憶體才能做到，或許足夠擠掉那些憂慮想法。假如你只是注意自己的呼吸，那些憂慮想法可能還是很嘈雜並占據記憶空間。如果你將所有記憶體都用在多感官與多部位的覺察，你可能會暫時忘掉擔憂的事情。等你鎮靜下來，那些想法便不再具有相同威力，因爲它們已不再有相同的情緒調性。少了那種激昂，它們的能量減弱，變得更容易拋開，或者使你明白它們只是想法，而你不必現在做出回應。

第20天：透過體驗培養自信

你是否猜想著本書要如何收尾？或許你已經往後翻、看看還剩下多少頁，或者跳到下一章去看我留到壓軸的智慧小語。

這些年來，我最常被計畫參與者問到的一個問題如下：這有用嗎？可以創造永久的改變嗎？這便是我喜愛大腦之處。說到改變習慣，無論是擺脫舊習慣或培養新習慣，大腦都只有一個方式：調整獎勵價值。我們可能被欺瞞一陣子，不過一旦看清楚行為的結果對我們沒有幫助，我們便不能無視我們所看見的。

我請崔西回想她的體驗，以明白在她開始運用覺察之後，如何改變了她的飲食關係。她給我的電子郵件開頭寫道，雖然她花了一些時間，「但正念飲食的結果此時已不會再逆轉了。」她以前常掙扎於無論面對什麼問題都無法眞正用吃來解決的這個議題，尤其是想要迅速取得慰藉的衝動對抗著理性正確的想法之時。她是這麼說的：

現在即便不思考，我的身體也知道這點。當我感覺焦慮、生氣、難過、無聊或其他不適（無論是日常小事或重大事件），我打從骨子裡明白，吃下超過身體所需的食物無法解決事情。有時候，我還是會爲此悶悶不樂——天底下沒有完美的練習：我會找個什麼東西狼吞虎嚥吃下去，但此時我通常會停下來，「呃……我知道這不管用……我必須對不舒服的情緒投降。唉！」任何日子裡那些或淺或深的痛苦，都無法被太甜或太肥的點心治癒，雞尾酒、香菸、購物（或者任何其他我嘗試的東西）也不行。更好的是，我不用再面對熱量炸彈、糖分頭痛、雞尾酒宿醉或負債罪惡感。注意我的飲食習慣這些年以來——以及最重要的，允許自己陷入那些無益的飲食習慣，然後以疼惜的態度看著接下來發生的事——我明白吃東西只能滿足實際的生理飢餓，無法安撫情緒的飢餓。眞正有幫助的是難過就哭、生氣就爬山、焦慮就暫停一下……情緒總是會過去。我不必再努力說服自己。我是眞心明白這點。

正如崔西的故事所示，當我們蒐集到足夠資料，我們就不會回頭了。一旦我們從自身體驗發現小仙子並不眞實，童話故事就改變了。我們明白故事只是故事，僅此而已。你可以信任自己的大腦幫助你學習。你的眶額皮質永遠不會讓你失望，只要你保持好奇的覺察。不過你可能要花上一段時間才能開始信任自己的大腦，尤其是如果你這些年來走過各種不同的路徑，徒然發現它們都是死路一條。

建立對自己的信任

你在本書學到了許許多多概念，希望你現在已經更了解你的心思是如何運作。然而，你無法只靠著閱讀一本書便神奇地改變你的飲食習慣。如同我先前說過，倘若你的思考腦比感受的身體還要強大，你的處境將非常不同，你唯一需要知道的概念是「別這樣想！」。

我們的行爲是受到感受的身體所驅使。好消息是，我們身體有足夠智慧能驅使健康的行爲，只要你注意並加以聆聽。

因此，無論你是囫圇吞棗地閱讀本書，當成安撫大腦的糖果般快速翻閱、迫切想要獲得需要的資訊；或者認眞閱讀，拿著螢光筆一路劃重點——接下來的關鍵步驟，就是透過自己的體驗讓這些概念深植心中。唯有體驗才能將概念轉化爲智慧。

信任有兩種，第一種是你在嘗試新事物時的信心之躍，我們看到別人先行嘗試之後，通常便能跨出這一步。假如你想要跳進湖裡或泳洞，但不知道水有多冰冷，你或許會等朋友先跳。等到他們一躍而下、浮出水面、臉上掛著微笑，你便會足夠相信他們，自己也跳下水。當我鼓勵我的患者繼續抽菸或吃他們不准自己吃的東西，他們必須做出那信心的一躍。沒錯，這是醫生說的。等他們嘗試——並且細心注意結果——他們便會首度瞥見第二種、也就是更重要的信心：我稱爲實證信任。在實證醫學中，我們使用體驗（研究）來決定治療方法。但在這裡，我不會說「我是醫生，相信我」，我要的是患者開始相信他們自己。

如果你遵照本書所建議的每日一章計畫，你已經在進行「當下就吃對」練習了，你在這一路上爲自己蒐集著重要資料。你從本書學到的練習，將能幫助你建立自己的實證基礎。這個我一直在講的覺醒資料庫——你已經存入了多少資料？你蒐集到多少證據來幫助你的大腦不再執著於亂吃不健康食物、在不餓時吃東西，或者衝下過度沉溺的懸崖？你蒐集到多少證據來建立你的覺醒資料庫，不管是吃某種食物來保持好心情、給自己一天的活力，或者在你吃甜點時達到愉悅高原便不再吃？

請注意，我**不是**要求你爲了我是一名神經科學家或醫生、甚或因爲我是神經科學家醫生而相信本書的概念。我不是要求你爲了我曾進行研究來證明對別人有用而相信本項計畫。我甚至不是要求你在嘗試之前便相信本項計畫。你現在擁有了工具。現在你需要的是縱身一躍，親身觀察到自己可以游泳。你可以做到。

我們「當下就吃對」計畫的一名參與者提供了下列感想：

> 我們必須相信我們可以堅持這些練習，這種信心會因我們蒐集的個人實證而增強……我已見證這項計畫是有效的，以及經過好好練習之後，這些練習帶來的好處。我亦見證放棄這些練習之後，有多麼容易便重返舊習慣。想要眞正養成這些新習慣，就必須孜孜不倦。其中一點就是要相信我可以將這些練習培養成新習慣，好讓自己不會放棄

而重回舊路。

看看你每天能爲自己找到多少實證。智慧來自於體驗，你早已擁有許多智慧——你自己的生活體驗。你可以仰賴好奇與疼惜在每天建立實證，從自己的生活蒐集愈來愈多資料。

現在：評估現況

花幾分鐘評估自己的進展。你建立了多少實證——由你自己的體驗——來證明自己可以做到？你練習了正念飲食多少次？探索愉悅高原？進行飢餓測試？運用渴望工具（的第一部分及第二部分）？做了多少次回顧，以及它們如何讓你的記憶變得更爲鮮明清晰？如果你尚未蒐集到足夠大量的資料，現在是時候回過頭去，重新更加仔細地閱讀本書的各章練習。花上幾天，從每一章的練習蒐集資料，再進行到下一章。看看你能在未來幾週蒐集到多少資料，而且不要停止——繼續蒐集下去！

第25章

第21天：更大更好的機會終極版（最大最好的機會）

滿足我們的需求，而不是餵養我們的渴求

一位最近加入我們計畫的人提出了如下的問題：「當我真的很累但又必須工作時，該怎麼辦？巧克力總是能提升我的精力與生產力，而我想擺脫這個習慣。但我不知道該如何解決疲倦與被困住的感覺。」

這個問題凸顯我們總是試圖在人生中抄捷徑。疲累時，我們吃巧克力或喝下更多咖啡因。時間不夠的話，我們就一心數用，做完更多事。當然，我們都希望不要那麼累，我們都想要更有生產力。見鬼了，誰不想快樂且沒有壓力，最好每一天都如此？

我們困在這些短期「解決方案」，靠著巧克力或咖啡因得到小幅提振，卻未注意到其結果：我們需要更多巧克力和咖啡因，並在到達某個程度後直接累垮。爲什麼？我們專注於應付短期渴求，而不是去滿足有助於我們生存及繁榮的需求。在這裡，我們要提到馬斯洛需求層次。

馬斯洛（Abraham Maslow）是美國心理學家，潛心研究人類先天需求，以及爲了身心健康而必須滿足的需求。他大量撰寫的文章主題如今稱爲馬斯洛需求層次（Maslow's hierarchy of needs），這是一個多層次模型，像一個金字塔型的多層蛋糕，最底層是食物、水、保暖、休息等生理需求，往上一層是安全需求，再上面兩層是愛與歸屬感，例如友誼及親密關係。在這之上是尊重的需求，像是成就感。歸屬感與尊重這兩層組成了我們的心理需求。我們通常會先滿足生理需求，之後才疊上心理需求。可是，我們有時會繞過這個程序，最終學會忽略我們的身心。

我們的渴求通常受到需求的驅使。我們需要卡路里，所以我們渴求食物；我們需要歸屬感，所以我們渴求朋友與親密關係。然而，如同你在本書讀到的，我們可能陷入不符合實際需求的渴求循環。渴求巧克力可能源於需求——飢餓——或是因爲我們已學會在無聊或寂寞時吃巧克力。久而久之，我們更加傾聽渴求，因爲渴求發出巨大的聲音。我們餵飽渴求之後，它會暫時安靜一下子，但只是一下子。每次的餵養都在增強這些渴求循環，到最後，我們所有時間都花在餵養渴求，以致我們忽略甚或不再了解自己的需求。

奇妙的是，滿足我們的需求以照顧自己的概念，一開始居然感覺很陌生，因爲我們不再預設爲專注於滿足自己的需求。但很快地，我們就會明白滿足自己的需求，比找出那個繞過大腦的特殊門路來得有效多了。如果你習慣於尋找某種靈丹妙藥，我要在此提出一個激進概念：問你自己，「我現在需要什麼？」當然，吃錯食物是縱容渴求——想爲自己快速充電等——而非滿足需求的好例子。我們的內在小孩大聲哭叫，害我們聽不見自己的想法。我們衝動地給他們想要的東西，無意間透過負增強回饋了我們的放縱短期循環。

你會探索過滿足自己的需求（包括短期與長期），而不是給渴求衝動抓癢，是什麼感覺嗎？在調查過哪一個是更大更好、更能持久的選擇之後，賈姫是這麼說的：

有一項巨大改變（對我而言）是學習照顧我的其他需求，例如睡眠、休閒和疼惜自己。我仍經歷著每個人都會面對的各種困難——壓力、最後期限、失去親友、悲傷、被壓垮的感受等。但是，由於我沒有吃下情緒，我學到如何了解我的需求，再用沒有負面後果的方式加以滿足。我沒有浪費時間和精力在飲食習慣／食物牢獄，而是將時間與精力用於重拾我的嗜好，像是裁縫、藝術和走入大自然。比起吃蛋糕增加體重，這些嗜好更具獎勵性且令人愉悅。我也培養出更廣泛的方法來滿足我眞正的需求，我會問自己：「我現在眞正需要的是什麼？」

還記得成功改變無益習慣的關鍵、我們的焦點團體設定的定義嗎？「一種源自於切身之覺察的、非強迫的選擇自由。」賈姬發掘了最大最好的機會：我們做出幫助自己生存與繁榮的選擇時，會感覺良好。藉由保持好奇——問自己：「我需要什麼？」而不是「我想要什麼？」——我們自然而然會去滿足自己的需求，因爲這感覺很好，會帶來滿足感的回報。作爲附加好處，我們的生存腦愛我們，不僅因爲得到充足的睡眠、營養的食物，讓我們的活力保持在最適水準，也因爲滿足需求會給我們一種控制感。

艾莉兒．貝西亞研究我們「當下就吃對」計畫參與者的主要發現之一就是那種控制感，這完全合理。我們的大腦不喜歡受到外力（任何外力都可能是對我們生存的威脅）所控制，於是在我們感覺自己掌控局面、協調規畫腦與生存腦做出有意識的選擇時，我們會感到和諧平靜。

羅伯描述了他透過更加覺察來培養有益習慣迴圈的體驗：

> 我用持續性的方式注意習慣迴圈的當下體驗，也回憶我暴食與吃垃圾食物的時候，並眞心直面我那麼做時的身心感受。當我眞正允許自己用疼惜及非批判方式去看待與感受習慣迴圈的眞相，接著眞正看到我是如何傷害自己，甚至看見我的暴食習慣是如何間接傷害到我愛的人，就足以讓我不想再那麼做了。

他接著補充：

> 我已經學到教訓，不想再麻痺自己，因爲眞正活著的感覺**實在好太多了**。這與焦慮無關，也百分之百跟冰淇淋無關。也不是因爲害怕死亡；我早已十分熟悉死亡是什麼感

覺。我害怕的是活著，而我的睿智老朋友覺察幫助我明白我可以做到，一次一瞬間就好。

你愈是練習本書提出的技巧，用來代替批評自己或（爲了過去發生的事或你預期可能發生的事）斥責自己，你愈能養成活在當下、允許自己做個凡人的習慣。就彷彿我們將一整個難以管束的委員會用兩名關鍵成員取代：好奇與疼惜。好奇提醒我們，人生是一趟旅程，要隨時對我們跨出的每一步保持好奇。疼惜一遍又一遍告訴我們：「你不過是凡人，在旅程的一路上要對自己溫柔一點。」它們可以成爲我們最好的朋友——最大最好的機會。

繼續好奇，繼續前進

當我們談到正念時，時常使用近乎神祕的說法，就彷彿我們說的是：「正念太神奇了！可以治好你的一切煩惱！」我確信你對此早已有了某種程度的了解，但我還是得再說一次：並非如此。正念不是什麼神奇萬靈藥，不會讓你的所有時刻都閃閃發光（雖然它或許能幫助你不再將每個時刻批評得一無是處），但正念可以幫助你學習，而學習的最好方法就是保持開放的心胸。透過自己的體驗來學習，可以帶來智慧。

在禪修圈，你時常聽到人們說起「不知」或「初心」，這是人們可以帶進當下的重要**態度**。我們可以用偏見與批判的濾鏡去看這個世界——這跟其他習慣一樣是透過相同的增強學習機制學來的——或者呢，我們可以拿掉那些濾鏡，看見鮮活的世界。

內觀（Vipassanā）是源自古老巴利語的佛教用語，字面上是「特別的觀看」（special seeing）的意思，今日則時常譯爲「清楚觀看」（seeing clearly）。就像樹林裡的路徑，清楚豎立著路標，指引我們正確方向；我們可以清楚看到我們需要做些什麼才能前進，即便這條路十分漫長或充滿障礙。這除去了不確定性，因此我們腦中不會產生懷疑。如果我知道這趟旅程是一千英里，便能做好準備，甚至享受旅程。這迥異於被我們的衝動拉來拉去，一下說「走這邊！」，然後又改口說「算了，走那邊！」。假如我們不知道心思是如何運作，便會走入各種不同的胡同及死巷，在我們的行程中多走不少冤枉路。

這不是什麼魔法。當我們培養出一種清楚的視線，便能將後天習得的偏見拋到一旁，更加好奇世界的眞實樣貌，而不是我們以爲的樣貌。我曾聽說，完成白內障手術後就像突然看見五顏六色的世界，以前則像是浸在棕褐色調的茶湯裡。我們培養好奇的覺察之後就會是這個樣子，世界看起來清新、感覺起來清新。

好奇的態度有助我們拿掉戴了多年的預期眼鏡，讓我們不會用「喔，我知道這接下來會如何；我已經看過一百萬遍了」的想法去接觸體驗。相反地，好奇心的態度是「喔——！我以前看過這個；不知道這次也會是一樣嗎？」那種想知道的態度有助我們敞開心胸、全心接納我們的體驗，而不是假設自己已知道事情會如何，便背對之或不以爲意。在偏見或假設之下，我們更可能用習慣性反應去面對那些時刻，繼續使自己困在無益的回饋迴圈。

產生強烈渴望的時候，我們可以依賴好奇心。由於渴望是不愉快的，我們的大腦可能輕易便進入生存模式：不愉快會觸發我們去做些什麼好叫它消失——伴隨渴望而來的「喔，不！」催促我們去做些什麼。我們可以滿足渴望——抓一下癢處——讓它消失，讓習慣繼續維持，或者我們可以加以對抗，直到投降。好奇心會將「喔，不！」翻轉成爲「喔?」。在那些時刻,我們可以探索渴望給予身體的感受。此時,我們可以使用標記練習來詳細記錄,利用觀察者效應以免陷入渴望,或是利用RAIN練習來擺脫它。

我時常請我的患者將好奇心當成更大更好的機會,我會問他們一個簡單問題:「渴望和好奇,哪個感覺比較好?」當然,好奇比渴望好多了,因此,記住它是更大更好的機會,下次當他們產生渴望時,可以召喚好奇騎兵,(疼惜地)進行RAIN練習,直到渴望消褪。他們愈是接納自己的體驗(RAIN之中的接受/允許),就愈不會抗拒所發生的情況。要記得,凡你抗拒的,就會持續。儘管聽起來可能有點太傻,我還是要加上最近學到的第二段:凡你抗拒的,就會持續;凡你感受的,就會治癒(what we feel heals)。這聽起來或許感性過頭,卻點出我最愛的一句諺語:障礙所在就是道路所在。

我們時常將渴望視爲必須忍受或對抗的障礙,但是,若用好奇心去看待我們的體驗,反而能夠將渴望看成是老師。好奇讓我們卸下心防:我們不再做出備戰姿勢,而是向渴望低頭,問自己:「我可以由這個學到什麼?」如此一來,障礙就成爲前方的道路。我們接納,我們學習,我們成長,然後對學到的教訓心懷感激。

還記得我在第十五章「回顧」所提出的激進觀念——如果我們由體驗中學習,就不可能走回頭路。有了好奇心作爲我們的超能力，每一項障礙都會變成道路。生活變成不斷學習的旅程；每一步都是前進的一步。相較於困在舊習慣的泥淖之中，學習當然是更大更好的機會。

用耳朵與眼睛培養好奇心

我們如何協助我們熱愛預測的大腦不要進入自動導航模式？

我最喜歡用來幫助人們保持好奇心（這裡指的是興趣型好奇心）的方法之一，是要他們使用自己的耳朵與眼睛。面對一個情況時，我請他們聆聽自己是如何跟自己講話。舉例來說，如果他們想要吃東西，他們內心的聲音是怎麼說的？是不是那個自以為是的委員在說：「不妙喔，我已經知道接下來會怎麼樣了。」這個跡象顯示這些委員會成員比較有興趣預測未來，多過探索現在。我們在這裡要做的轉變──我們試圖尋找的更大更好機會──是注意當下。我們要從這些委員的刺耳聲音之中，分辨出興趣型好奇心的聲音。不是「喔，不！」。聲音裡有沒有一點尾音上揚的音調？「喔？」那個尾音上揚的「喔？」打開一扇窗，出現一種和意志力無關的探索的意志。傾聽自己，可以幫我們揪出「喔，不！」的舊習慣，讓我們看清楚當我們處於自動導航模式、做出讓我們保持定型心態的假設時，我們究竟得到了什麼。

這是耳朵的方面。那麼眼睛呢？你可以自己試一試：回想過去一個糟糕的飲食情境。嘗試那個「喔，不！」的聲音。你的額頭與眉毛是不是都皺了起來？眼睛也瞇了起來——看起來有些像在指責——因為你在批評那種情況？現在看看你能不能將「喔，不！」變成「喔？」。你的眼睛有什麼自然反應？是不是隨著音調上揚而張大了一些？再試一遍。「喔，不！」「喔？」

試著練習用耳朵來傾聽內心的聲音。請聆聽好奇心的尾音：「喔——！」讓這個聲音成為一項信號，提醒你睜大眼睛、看看四周。你可以真的睜大眼睛來啟動這個練習。擴大視野之後，看看你能否看清楚眼前的東西，無論是你吃了一輩子的食物，或是你認為怎麼吃也不飽的分量。這不僅止於食物而已。打開眼睛和耳朵，我們便能沉浸在這個世界，隨時隨地欣賞景色、聲音、氣味與觸覺。我們可以漫步在大自然，充分體驗生活。聆聽音樂時，甚至是笑聲中的旋律，我們都可以敞開心胸去欣賞。

停下來，整理好自己，專注於當下，回顧我們的體驗——這些全都是更大更好的機會，勝過匆忙、強迫、自動化或盲目做事情。看似矛盾的是，藉由花時間正視我們自己與體驗，我們的身心也有了時間去回憶從過往體驗學到的東西。我們可以記起強迫做某件事的感受。我們可以記起與自己和大腦同心協力的感受。我們可以看到生活按照步調前進，改變按照步調發生；不耐煩並不會加快速度，只會拖慢我們。耐心是一種疼惜舉動，是關懷我們自己的方式。我們愈是練習耐心，愈能明白它不僅感覺更好，也是最快的前進方式。

我請賈姬回顧過去五年。她寫給我一份動人心弦的感想，表示單是這樣的回顧便「美好地提醒〔她〕現在的人生。」她表示，最大的改變之一是她擺脫了節食牢獄（「永遠地！」）。如今她能享受人生與食物，以她從沒想過的方式照顧自己。她可以吃、品嚐及滿足於「分量得體」的禁忌食物，而不會有渴望怪物陰魂不散地尾隨、增強能量，直到逼她吃下那些食物爲止。她是這麼說的：

我可以如那句俗語字面上所說的「吃了蛋糕，卻又留下蛋糕。」*不再被關進節食牢獄或成爲越獄的食物逃犯，我單純地用疼惜與誠實的方式去探索飲食的各種影響。例如，那個時間吃那個東西＝這個。或者，吃X食物的那種分量＝Y。我不會用個人角度去看待那些影響，無論它們有沒有益處——它們不過是幫助我前進的資料點而已。我已學會信任自己的身體，而我的身體已學會信任我——經過多年的失聯與對抗之後，我們現在是非常要好的朋友，這是我完全沒有預料到的事，也是一項美好的副作用。我也以前所未有的程度更加享受購物、烹飪和**吃東西**！不管是節食或暴食，以前吃東西總是讓我備感壓力，如今，吃東西是另一項自我照顧與愉悅的正念舉動。

* 編注：原文爲have my cake and eat it，旨在表達一種難以實現或矛盾的願望，因爲吃掉蛋糕就意味著蛋糕沒了。常用來提醒人們要在選擇或決策時考慮到不可兼得的情況。

閱讀賈姬的感想令我眼眶泛淚，她的好奇心與自我疼惜深具感染力，而我們都可以被感染！每一口食物都可以讓我們學習及成長。綜合運用我們大腦運作的原則，我們每一個人都可以找到適合自己的道路。當我們從自己的體驗學習，便建立起自己的智慧——源於了解的智慧，因爲我們曾身歷其境，我們之前曾多次走過那條道路。我們學習傾聽自己的身體，藉由我們的直接體驗來成長，這些都能打造以智慧爲基礎的自我信任，而且無可動搖。

一次只花一瞬間，一次只吃一口，這樣就已足夠。

現在：回顧來時路

現在要來進行最後一項回顧。這是三萬英尺觀點，就像企業界愛講的用語，你可以在這個相對高處俯瞰自己的進展。若覺得有幫助，不妨拿出你的筆記本，由第一天開始回想。你並不是要比較一種食物與另一種，而是要比較一種方法與另一種——舊方法對上新方法。進行這項練習時，我希望你安靜坐下來一陣子，確實感受從你開始這個計畫的第一天到現在，你吃東西時身體感受的差異。

你的活力狀態如何？你對自己的態度如何？你是否減少了批評？增加了平靜的時刻？你是否覺得不再那麼受制於渴望？被困在渴望之中，或是保持好奇、探索身體的感受，何者感覺更好？你能否指認出習慣性自我批評，並用自我疼惜來取代？如果你的心思困在「哇，這個資訊量太大了」、「我覺得我才剛起步而已」、「我尚未感受到嶄新的我」或者其他思維模式，這便要說到本書的美妙之處。你可以回過頭去重讀、重複任一或所有的練習，直到養成習慣爲止。

在你進行這裡的回顧時，理所當然，你已找到終極版的更大更好的機會：正念飲食的獎勵價值高於持續無益的習慣迴圈。恭喜，你的旅程已經開始了。有了好奇與疼惜伴你身旁，你已踏上持續學習、加深與自己的友誼、飲食關係改頭換面的終生旅途。你不可能再走上回頭路。

享受這趟旅程吧。

致謝

ACKNOWLEDGMENTS

首先，本人要對本書核心人物致上萬分謝意：賈姬、羅伯、安妮、崔西、傑克、瑪莉貝絲，與其他化脆弱爲力量的人——引用布芮妮．布朗（Brené Brown）的話——爲這個痛苦掙扎故事發聲的力量。你們也證明了，痛苦不一定要是痛苦，它可以蛻變爲生命中讓我們前進的舞蹈。感謝你們。感謝你們。感謝你們。

自願參與我的實驗室研究的許多人，我永誌難忘，還有現在與以前的實驗室人員，我們擁有共同願景，想打造更美好的世界，因而形成了執行我們工作的優秀團隊，包括Alex(andra) Roy、Véronique Taylor、Bill Nardi、Remko van Lutterveld、Susan Druker和Lia Antico等。還有，要特別感謝Ashley Mason（以及她在加州大學舊金山分校的實驗室），她主持了「現在就吃」app的第一項機制研究。

我的患者一直是靈感來源，使我謙卑，教給我的心理學與醫學知識多過教科書。感謝你們每一個人！

感謝我的主編Caroline Sutton，她邀約我撰寫本書，提供極有內涵的回饋（同時協助推動進展）。我也要感謝Becky Cole和Liz Stein幫忙編輯與對話。

我要感謝內人Mahri Leonard-Fleckman，不但是我的最佳人生伴侶，也是對每件事都很有幫助的共鳴板，包括本書整體架構以及哪些案例與故事有助傳達概念。感謝Robin Boudette，我很榮幸跟她共同主持團隊，一同教導與訓練指導員，深入討論協助人們甦醒，過上更快樂、更健康的生活。感謝你們的友誼、智慧與慷慨。

我很幸運能與MindSciences（現爲Sharecare, Inc.）的傑出團隊共事，我們的共同使命是將這個世界變得更美好：Josh Roman、Maria Neizvestnaya，還有許多我們神奇團隊的成員。

我要感謝經紀人Melissa Flashman，她對本書初期概念形成幫了很大的忙，以及各種宣傳事務。

有一些人不但自願閱讀本書的不同草稿，亦提供非常實用的回饋和建議，包括賈姬、羅伯、安妮、崔西、Diana Hill、Robin Boudette、Michelle Brandone、Dianne Horgan、Bill Nardi、Shannon McNally，以及我可能不小心遺漏的其他人。

Double-Blinded, Placebo-Controlled Trial," *The Lancet* 370, no. 9598 (2007): 1560–67; doi: 10.1016/S0140-6736(07)613063.

62. Joshua D. Rosenblat et al., "Inflamed Moods: A Review of the Interactions Between Inflammation and Mood Disorders," *Progress in Neuro-Psychopharmacology & Biological Psychiatry* 53 (2014): 23–34; doi: 10.1016/j.pnpbp.2014.01.013.
63. Yael Millgram et al., "Sad as a Matter of Choice? Emotion-Regulation Goals in Depression," *Psychological Science* 26, no. 8 (2015): 1216–28; doi: 10.1177/0956797615583295.
64. Kathleen A. Garrison et al., "BOLD Signal and Functional Connectivity Associated with Loving Kindness Meditation," *Brain and Behavior* 4, no. 3 (214): 337–47; doi: 10.1002/brb3.219.
65. Paul Gilbert et al., "Fears of Compassion: Development of Three Self-Report Measures," *Psychology and Psychotherapy: Theory, Research and Practice* 84, no. 3 (2011): 239–55; doi: 10.1348/147608310X526511.
66. Ariel L. Beccia, et al., "Women' s Experiences with a Mindful Eating Program for Binge and Emotional Eating: A Qualitative Investigation into the Process of Change," Journal of Alternative and Complementary Medicine 26, no. 10 (2020): 937–44.
67. Judson A. Brewer, Hani M. Elwafi, and Jake H. Davis, "Craving to Quit: Psychological Models and Neurobiological Mechanisms of Mindfulness Training as Treatment for Addictions," *Psychology of Addictive Behaviors* 27, no. 2 (2013): 366–79; doi: 10.1037/a0028490.
68. Matthew A. Killingsworth and Daniel T. Gilbert, "A Wandering Mind Is an Unhappy Mind," Science 330, no. 6006 (2010): 932; doi: 10.1126/science.1192439.

（附注請從第381頁開始翻閱。）

the Pāli Canon (Wisdom Publications, 2005), 192–93.

53. Véronique A. Taylor et al., "Awareness Drives Changes in Reward Value Which Predict Eating Behavior Change: Probing Reinforcement Learning Using Experience Sampling from Mobile Mindfulness Training for Maladaptive Eating," *Journal of Behavioral Addictions* 10, no. 3 (2021): 482–97; doi: 10.1556/2006.2021.00020.
54. https://encyclopediaofbuddhism.org/wiki/Sm%E1%B9%9Bti.
55. "Hawthorne Effect (Observer Effect): Definition and History," Statistics How To, https://www.statisticshowto.com/experimental-design/hawthorne-effect/.
56. Jordan A. Litman and Paul J. Silvia, "The Latent Structure of Trait Curiosity: Evidence for Interest and Deprivation Curiosity Dimensions," *Journal of Personality Assessment* 86, no. 3 (2006): 318–28; doi: 10.1207/s15327752jpa8603_07.
57. Tommy C. Blanchard, Benjamin Y. Hayden, and Ethan S. Bromberg-Martin, "Orbitofrontal Cortex Uses Distinct Codes for Different Choice Attributes in Decisions Motivated By Curiosity," *Neuron* 85, no. 3 (2015): 602–14; doi: 10.1016/j.neuron.2014.12.050.
58. Ariel L. Beccia et al., "Women' s Experiences with a Mindful Eating Program for Binge and Emotional Eating: A Qualitative Investigation into the Process of Change," *Journal of Alternative and Complementary Medicine* 26, no. 10 (2020): 937–44; doi: 10.1089/acm.2019.318.
59. Eva Selhub, "Nutritional Psychiatry: Your Brain on Food," *Harvard Health Blog*, September 18, 2022.
60. Fahimeh Haghighatdoost et al., "Glycemic Index, Glycemic Load, and Common Psychological Disorders," *American Journal of Clinical Nutrition* 103, no. 1 (2015): 201–209; doi: 10.3945/ajcn.114.105445.
61. Donna McCann et al., "Food Additives and Hyperactive Behaviour in 3Year-Old and 8/9Year-Old Children in the Community: A Randomised,

Alcohol Dependence 119, no. 1–2 (2011): 72– 80; doi: 10.1016/j.drugalcdep.2011.05.027.

43. Judson A. Brewer, *The Craving Mind: From Cigarettes to Smartphones to Love—Why We Get Hooked & How We Can Break Bad Habits* (New Haven and London: Yale University Press, 2017).
44. Judson A. Brewer, "Feeling Is Believing: The Convergence of Buddhist Theory and Modern Scientific Evidence Supporting How Self Is Formed and Perpetuated Through Feeling Tone (*Vedanā*)," *Contemporary Buddhism* 19, no. 1 (2018): 1–14; doi: 10.1080/14639947.2018.1443553.
45. "10 Principles of Intuitive Eating," http://intuitiveeating.org/10principlesofintuitive-eating/.
46. Celia Framson et al., "Development and Validation of the Mindful Eating Questionnaire," *Journal of the American Dietetic Association* 109, no. 8 (2009): 1439–44; doi: 10.1016/j.jada.2009.05.006.
47. Richard Gray, " 'Island of the Brain' Explains How Physical States Affect Anxiety," *Horizon: The EU Research & Innovation Magazine*, August 2, 2018, https://ec.europa.eu/research-and-innovation/en/horizon-magazine/island-brain-explains-how-physical-states-affect-anxiety.
48. Kent C. Berridge, "Wanting and Liking: Observations from the Neuroscience and Psychology Laboratory," Inquiry 52, no. 4 (2009): 378–98; doi: 10.1080/00201740903087359.
49. Kathleen M. Zelman, "Slow Down, You Eat Too Fast," WebMD, https://www.webmd.com/diet/obesity/features/slow-down-you-eat-too-fast.
50. Juliette Steen, "We Found Out If It Really Takes 20 Minutes to Feel Full," *HuffPost*, November 9, 2016, https://www.huffpost.com/entry/wefound-outifitreally-takes20minutestofeel-full_n_61087613e4b0999d2084fcaf.
51. Bhikkhu Anālayo, "Overeating and Mindfulness in Ancient India," *Mindfulness* 9, no. 5 (2018): 1648– 54; doi: 10.1007/s12671-018-1009x.
52. Bhikkhu Bodhi, *In the Buddha's Words: An Anthology of Discourses from*

34. Kent C. Berridge, " 'Liking' and 'Wanting' Food Rewards: Brain Substrates and Roles in Eating Disorders," *Physiology & Behavior* 97, no. 5 (2009): 537–50; doi: 1016/j.physbeh.2009.02.044.
35. David A. Raichlen et al., "Wired to Run: Exercise-Induced Endocannabinoid Signaling in Humans and Cursorial Mammals with Implications for the 'Runner' s High,' " *Journal of Experimental Biology* 215, no. 8 (2012): 1331–36; doi: 10.1242/jeb.063677.
36. George McGovern et al., *Dietary Goals for the United States*, 2nd ed., Report of the Select Committee on Nutrition and Human Needs, United States Senate, December 1977, https://naldc.nal.usda.gov/download/1759572/PDF.
37. P. K. Nguyen, S. Lin, and P. Heidenreich, "A Systematic Comparison of Sugar Content in Low-Fat vs Regular Versions of Food," *Nutrition & Diabetes* 6, no. 1 (2016): e193; doi: 10.1038/nutd.2015.43.
38. H. M. Espel-Huynh, A. F. Muratore, and M. R. Lowe, "A Narrative Review of the Construct of Hedonic Hunger and Its Measurement by the Power of Food Scale," *Obesity Science and Practice* 4, no. 3 (2018): 238– 49; doi: 10.1002/osp4.161.
39. Michael R. Lowe et al., "Hedonic Hunger Prospectively Predicts Onset and Maintenance of Loss of Control Eating Among College Women," *Health Psychology* 35, no. 3 (2016): 238–44; doi: 10.1037/hea0000291.
40. Michael R. Lowe and Meghan L. Butryn, "Hedonic Hunger: A New Dimension of Appetite?," Physiology & Behavior 91, no. 4 (2007): 432–39; doi: 10.1016/j.physbeh.2007.04.006.
41. Agency for Healthcare Research and Quality, "Five Major Steps to Intervention (The '5 A' s')," https://www.ahrq.gov/prevention/guidelines/tobacco/5steps.html.
42. Judson A. Brewer et al., "Mindfulness Training for Smoking Cessation: Results from a Randomized Controlled Trial," *Drug and*

Mechanisms and Meta-Analysis of Cross-Sectional Studies," *Physiology & Behavior* 223 (2020): 112964; doi: 10.1016/j.physbeh.2020.112964.

25. C. Laird Birmingham et al., "The Mortality Rate from Anorexia Nervosa," *International Journal of Eating Disorders* 38, no. 2 (2005): 143–46; doi: 10.1002/eat.20164.
26. Celeste Biever, "World' s Most Sensitive Scales Weigh a Zeptogram," *New Scientist*, March 30, 2005, https://www.newscientist.com/article/dn7208-worlds-most-sensitive-scales-weigh-a-zeptogram/.
27. Research2Guidance, *Mobile Health Market Report 2013–2017*, https://research2guidance.com/product/mobile-health-market-report-2013-2017/.
28. Francesca Gino and Bradley Staats, "Your Desire to Get Things Done Can Undermine Your Effectiveness," *Harvard Business Review*, March 22, 2016, https://hbr.org/2016/03/your-desiretoget-things-done-can-undermine-your-effectiveness.
29. Charles Goodhart, "Problems of Monetary Management: The U.K. Experience," *Papers in Monetary Economics* 1 (1975).
30. James Tapper, "A Step Too Far? How Fitness Trackers Can Take Over Our Lives," *The Guardian*, November 10, 2019, https://www.theguardian.com/lifeandstyle/2019/nov/10/counting-steps-fitness-trackers-take-over-our-lives-quantified-self.
31. Judson Brewer, *Unwinding Anxiety: New Science Shows How to Break the Cycles of Worry and Fear to Heal Your Mind* (New York: Avery, 2021).
32. Adrian Meule, "Twenty Years of the Food Cravings Questionnaires: A Comprehensive Review," *Current Addiction Reports* 7, no. 21 (2020): 30–43; doi: 10.1007/s40429-020-00294z.
33. Andreas Heinz et al., "Identifying the Neural Circuitry of Alcohol Craving and Relapse Vulnerability," *Addiction Biology* 14, no. 1 (2009): 108–18; doi: 10.1111/j.1369-1600.2008.00136.x.

7, 2006, https://www.heraldscotland.com/default_content/12445279.fat-controllers-battle-new-year-bulge-begins-vicky-allan-weighs-lives-behind-diets/.

17. Vicky Allan, "The Fat Controllers."
18. Susan Curry, G. Alan Marlatt, and Judith R. Gordon, "Abstinence Violation Effect: Validation of an Attributional Construct with Smoking Cessation," *Journal of Consulting and Clinical Psychology* 55, no. 2 (1987): 145–49; doi: 10.1037/0022-006X.55.2.145.
19. Brian Resnick, "Why Willpower Is Overrated," *Vox*, January 2, 2020, https://www.vox.com/science-and-health/2018/1/15/16863374/willpower-overrated-self-control-psychology.
20. Daniel Engber, "Everything Is Crumbling," *Slate*, March 6, 2016, https://www.slate.com/articles/health_and_science/cover_story/2016/03/ego_depletion_an_influential_theory_in_psychology_may_have_just_been_debunked.html.
21. Marina Milyavskaya and Michael Inzlicht, "What' s So Great About Self-Control? Examining the Importance of Effortful Self-Control and Temptation in Predicting Real-Life Depletion and Goal Attainment," *Social Psychological and Personality Science* 8, no. 6 (2017): 603– 11; doi: 10.1177/1948550616679237.
22. Sandra Aamodt, "Why Dieting Doesn' t Usually Work," TEDGlobal 2013, https://www.ted.com/talks/sandra_aamodt_why_dieting_doesn_t_usually_work/transcript?language=en.
23. Andrew Luttrell et al., "Neural Dissociations in Attitude Strength: Distinct Regions of Cingulate Cortex Track Ambivalence and Certainty," *Journal of Experimental Psychology: General* 145, no. 4 (2016): 419–33; doi: 10.1037/xge0000141.
24. David A. Wiss and Timothy D. Brewerton, "Adverse Childhood Experiences and Adult Obesity: A Systematic Review of Plausible

Insults to Higher Cognition," *Nature Neuroscience* 18, no. 10 (2015): 1376–85; doi: 10.1038/nn.4087.

9. Amy F. T. Arnsten et al., "The Effects of Stress Exposure on Prefrontal Cortex: Translating Basic Research into Successful Treatments for Post-Traumatic Stress Disorder," *Neurobiology of Stress* 1 (2015): 89–99; doi: 10.1016/j.ynstr.2014.10.002.
10. M. L. Kringelbach and E. T. Rolls, "The Functional Neuroanatomy of the Human Orbitofrontal Cortex: Evidence from Neuroimaging and Neuropsychology," *Progress in Neurobiology* 72, no. 5 (2004): 341–72.
11. R. A. Rescorla and Allan R. Wagner, "A Theory of Pavlovian Conditioning: Variations in the Effectiveness of Reinforcement and Nonreinforcement," in ed. Abraham H. Black and William Frederick Prokasy, *Classical Conditioning II: Current Research and Theory* (New York: Appleton-Century-Crofts, 1972), 64–99.
12. Vincent D. Costa and Bruno B. Averbeck, "Primate Orbitofrontal Cortex Codes Information Relevant for Managing Explore–Exploit Tradeoffs," *Journal of Neuroscience* 40, no. 12 (2020): 2553– 61; doi: 10.1523/JNEUROSCI.235519.2020.
13. M. A. Addicott et al., "A Primer on Foraging and the Explore/ Exploit Trade-Off for Psychiatry Research," *Neuropsychopharmacology* 42, no. 10 (2017): 1931–39; doi: 10.1038/npp.2017.108.
14. Vincent D. Costa et al., "Dopamine Modulates Novelty Seeking Behavior During Decision Making," *Behavioral Neuroscience* 128, no. 5 (2014): 556–66; doi: 10.103/a0037128.
15. Jeff A. Beeler, Cristianne R. M. Frazier, and Xiaoxi Zhuang, "Putting Desire on a Budget: Dopamine and Energy Expenditure, Reconciling Reward and Resources," *Frontiers in Integrative Neuroscience* 6 (2012): 49; doi: 10.3389/fnint.2012.00049.
16. Vicky Allan, "The Fat Controllers," *The Herald* (Scotland), January

NOTES

附注

1. Ashley E. Mason et al., "Testing a Mobile Mindful Eating Intervention Targeting Craving- elated Eating: Feasibility and Proof of Concept," *Journal of Behavioral Medicine* 41, no. 2 (2018): 160– 3; doi: 10.1007/s10865-17-8845.
2. Michael Moss, "The Extraordinary Science of Addictive Junk Food," *The New York Times Magazine*, February 20, 2013, https://www.nytimes.com/2013/02/24/magazine/the-xtraordinary-cienceofjunk-ood.html.
3. "Doritos Celebrates One Millionth Ingredient," *The Onion*, May 14, 1996, https://www.theonion.com/doritos-elebrates-ne-illionth-ngredient-819563896.
4. Silverio García-ara and Sergio O. Serna-aldivar, "Corn History and Culture," in ed. Sergio O. Serna-aldivar, *Corn: Chemistry and Technology*, 3rd ed. (Duxford, UK: Woodhead Publishing, 2019), 1–18.
5. Paul C. Mangelsdorf, "The Origin of Corn," *Scientific American*, August 1986, 80–87.
6. Christopher A. Zimmerman and Zachary A. Knight, "Layers of Signals That Regulate Appetite," *Current Opinion in Neurobiology* 64 (2020): 79– 8; doi: 10.1016/j.conb.2020.03.007.
7. Amy F. T. Arnsten, "Stress Signalling Pathways That Impair Prefrontal Cortex Structure and Function," *Nature Reviews Neuroscience* 10, no. 6 (2009): 410–22; doi 10.1038/nrn2648.
8. Amy F. T. Arnsten, "Stress Weakens Prefrontal Networks: Molecular

作者簡介

• 賈德森．布魯爾 Judson Brewer

國際知名的成癮精神科學家和神經科學家。現爲布朗大學正念中心的研究與創新部門主任，也是該校公共衛生學院與醫學院的副教授。曾任麻省理工學院研究員、耶魯大學兼任教授、麻薩諸塞大學醫學院醫學與精神醫學副教授。

賈德森博士於二〇一六年的TED演講「戒除壞習慣的簡單方法」（A Simple Way to Break a Bad Habit）的影片觀看數已超過一千九百萬次，點閱次數於當年度排名爲第四名。他曾培訓過美國奧林匹克運動員與教練、政府部長和商界領袖。著有《渴求的心靈》，已翻譯爲十六國語言；他的第二本著作《鬆綁你的焦慮習慣》出版後旋即登上《紐約時報》暢銷榜。

發表過諸多期刊文章與專書章節，相關研究也曾於《時代》雜誌（二〇一三年百大健康發現）、《富比士》雜誌、英國廣播公司，以及商業週刊等媒體上刊載、受訪與報導。

www.drjud.com

Facebook: judson.brewer.9

Twitter: judbrewer

Instagram: dr.jud

譯者簡介

• 蕭美惠

畢業於國立政治大學英語系，從事新聞及翻譯二十餘年，曾獲吳舜文新聞深度報導獎和經濟部中小企業處金書獎。譯作包括《最佳狀態》、《用數據讓客人買不停》、《鬆綁你的焦慮習慣》、《永久檔案》、《成爲賈伯斯》等數十本。

人生顧問 515

我不餓，但我就是想吃：21天計畫打破假性飢餓與自責愧疚的迴圈，鬆綁你的飲食焦慮

作　者—賈德森．布魯爾（Judson Brewer）
譯　者—蕭美惠
副總編輯—陳家仁
編　輯—黃凱怡
編輯協力—張黛瑄
企　劃—洪晟庭
封面設計—日央設計
內頁設計—李宜芝
總 編 輯—胡金倫
董 事 長—趙政岷
出 版 者—時報文化出版企業股份有限公司
108019 台北市和平西路三段 240 號 4 樓
發行專線—（02）2306-6842
讀者服務專線—0800-231-705（02）2304-7103
讀者服務傳真—（02）2302-7844
郵撥—19344724 時報文化出版公司
信箱—10899 臺北華江橋郵政第 99 信箱
時報悅讀網—http://www.readingtimes.com.tw
法律顧問—理律法律事務所 陳長文律師、李念祖律師
印　刷—紘億印刷有限公司
初版一刷—二〇二四年三月一日
定　價—新台幣四八〇元
（缺頁或破損的書，請寄回更換）

時報文化出版公司成立於一九七五年，
並於一九九九年股票上櫃公開發行，於二〇〇八年脫離中時集團非屬旺中，
以「尊重智慧與創意的文化事業」為信念。

我不餓，但我就是想吃：21 天計畫打破假性飢餓與自責愧疚的迴圈，鬆綁你的飲食焦慮 / 賈德森 . 布魯爾 (Judson Brewer) 作 ; 蕭美惠譯 . -- 初版 . -- 臺北市 : 時報文化出版企業股份有限公司 , 2024.03
384 面 ; 14.8 x 21 公分 . -- (人生顧問 ; 515)
譯自 : The hunger habit.

ISBN 978-626-374-908-5(平裝)

1. 飲食障礙症 2. 生理心理學 3. 健康飲食

415.9982　　113000757

ISBN 978-626-374-908-5
Printed in Taiwan